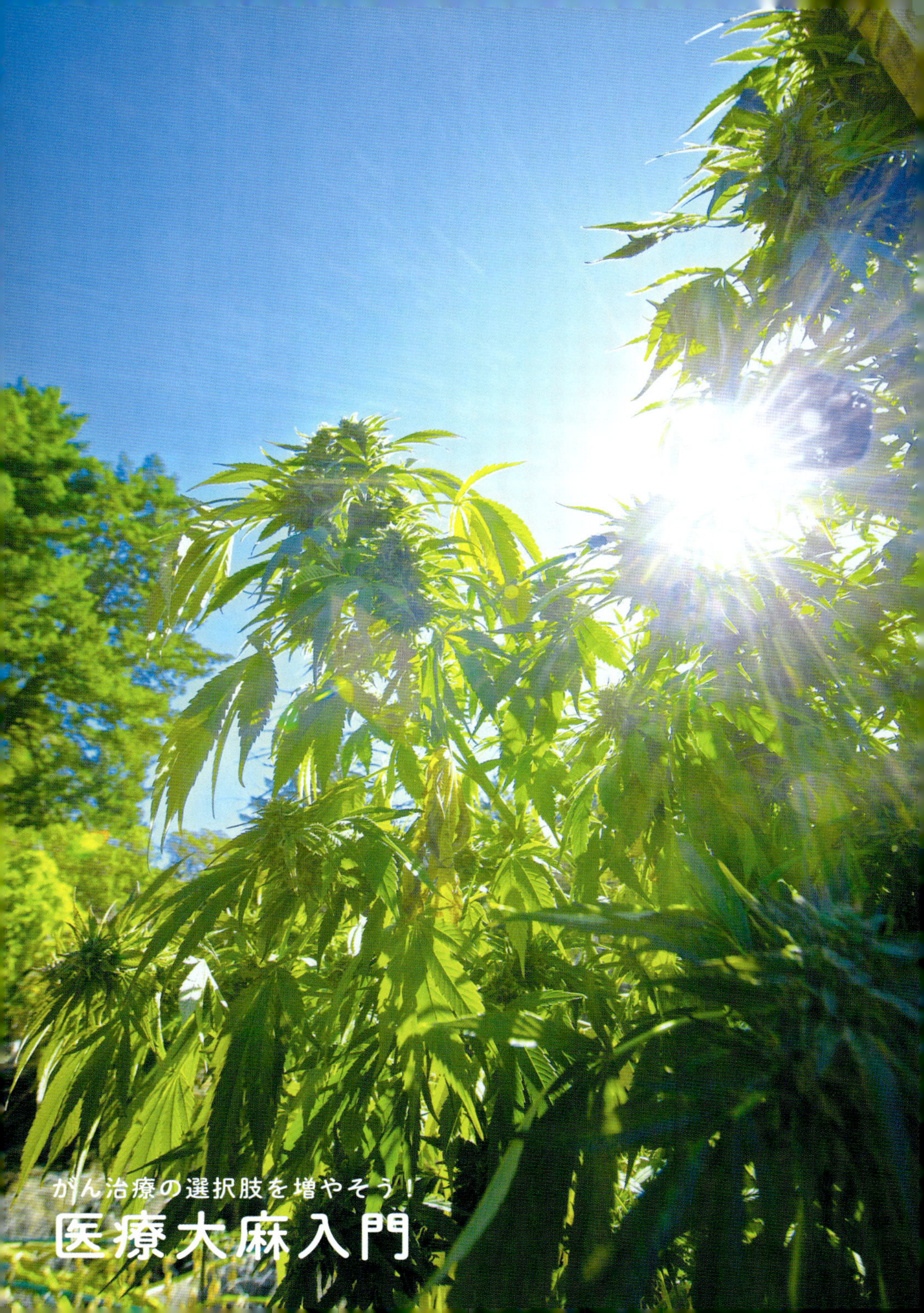
がん治療の選択肢を増やそう！
医療大麻入門

自然の恵み 植物としての大麻

アメリカで医療大麻は、連邦法によってきびしく規制されている。しかし今世紀に入り、市民運動などにより、次々と州法が改正され、合法に使用できる州が過半数をこえている。ここでは、アメリカの医療大麻事情に詳しく、『大麻でがんは治せるか？』の翻訳者でもある三木直子さんの写真を基に、レポートをお届けする。

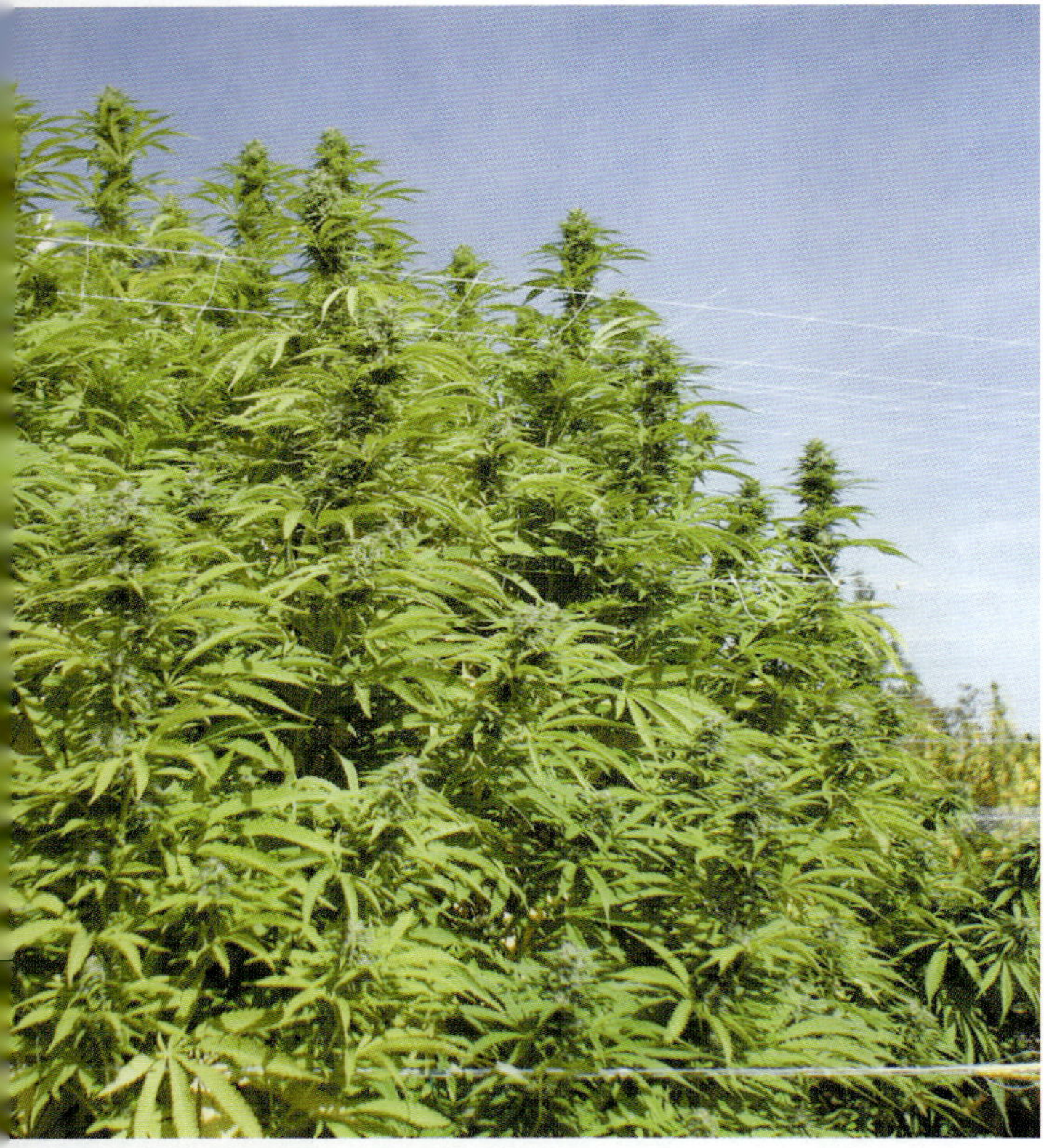

ワシントン州の山奥、人里離れた小規模大麻農園。太陽光をいっぱいに浴びて育つ大麻はこんなに大きく育つ。

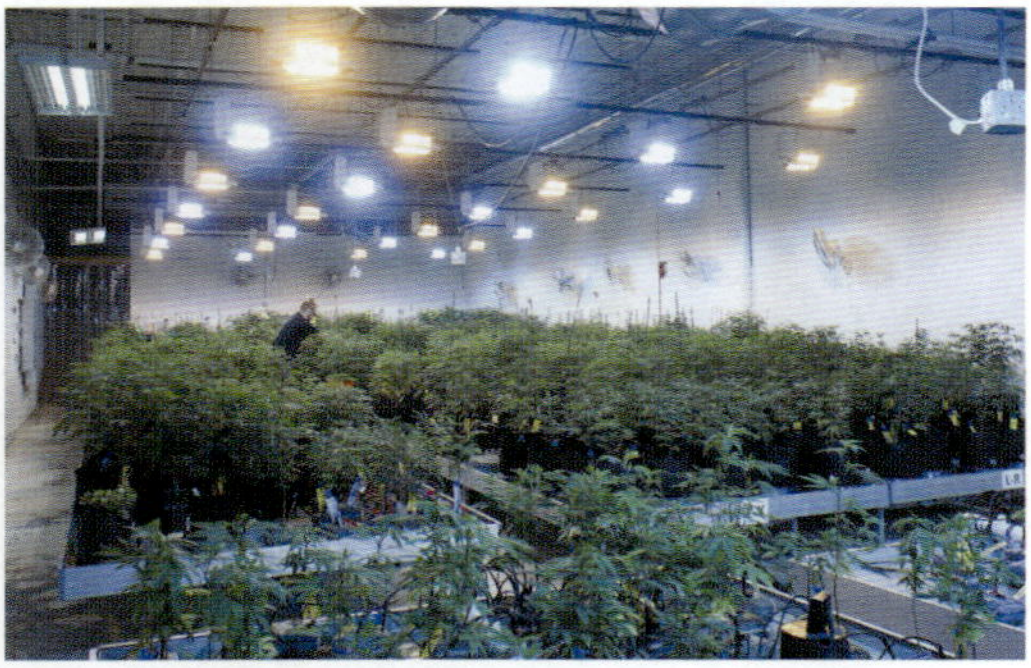

コロラド州にある室内栽培の大麻ファクトリー。コンピュータ制御によって水や栄養を供給している。生育サイクルも管理が可能であり、3か月から半年で収穫を迎える。太陽光を浴びた屋外での栽培の方が圧倒的に多いが、品質管理がしやすく通年の生産が可能な室内栽培のものも需要がある。

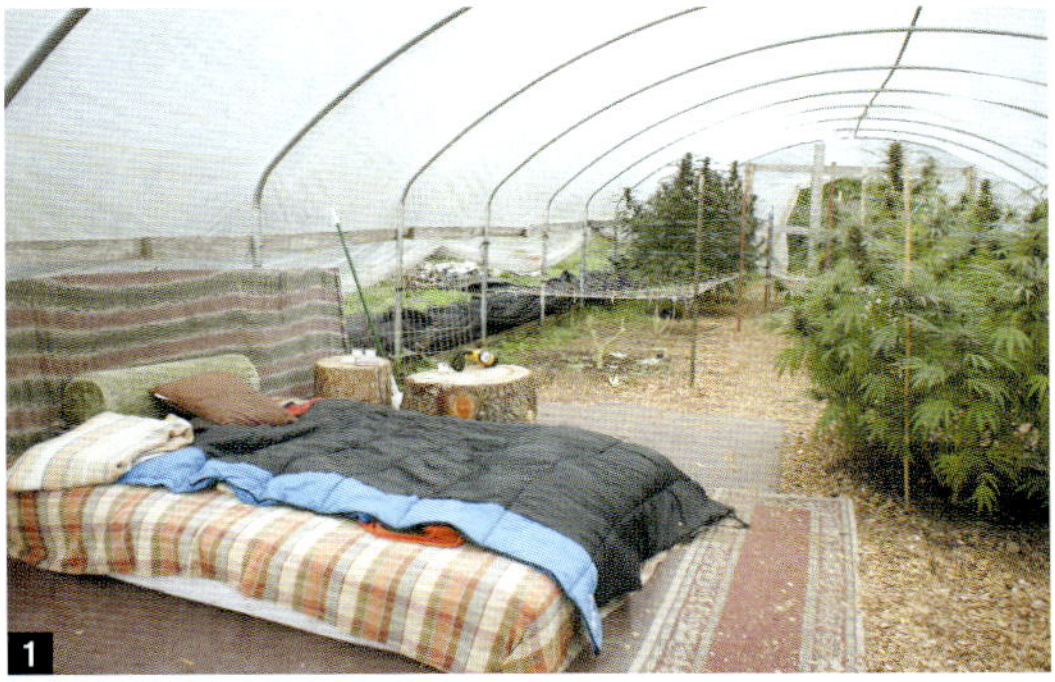

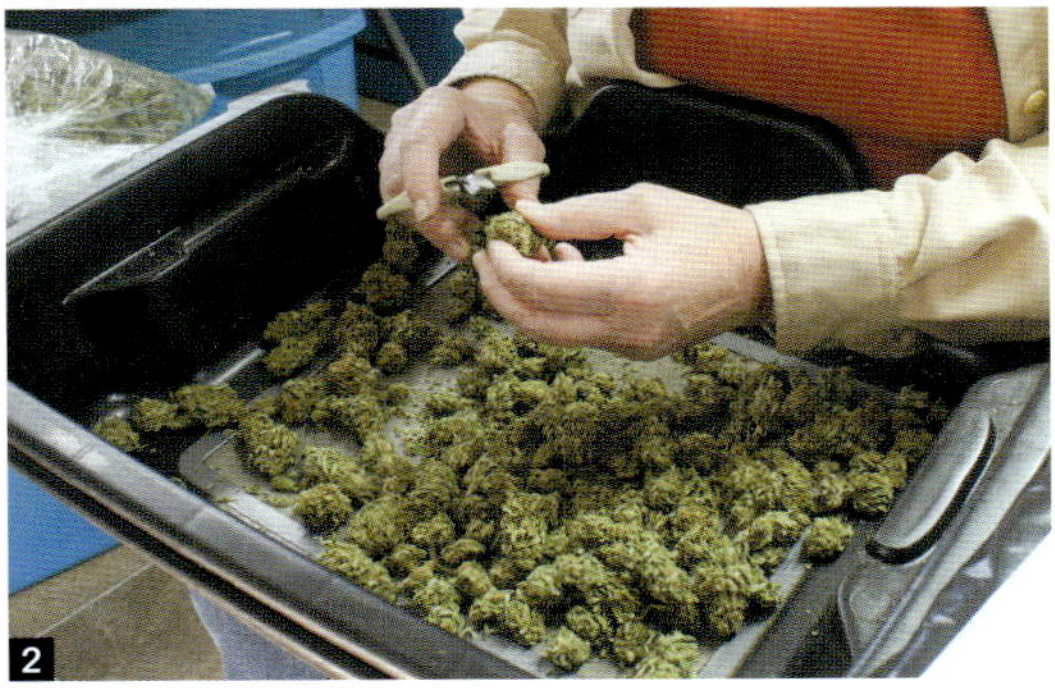

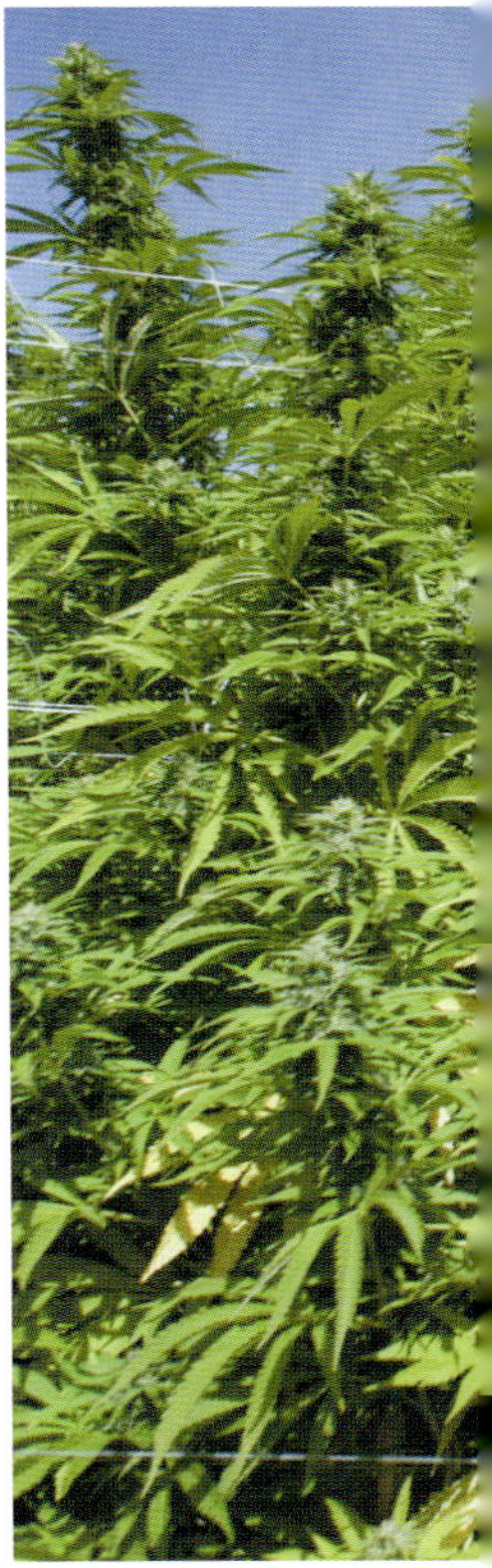

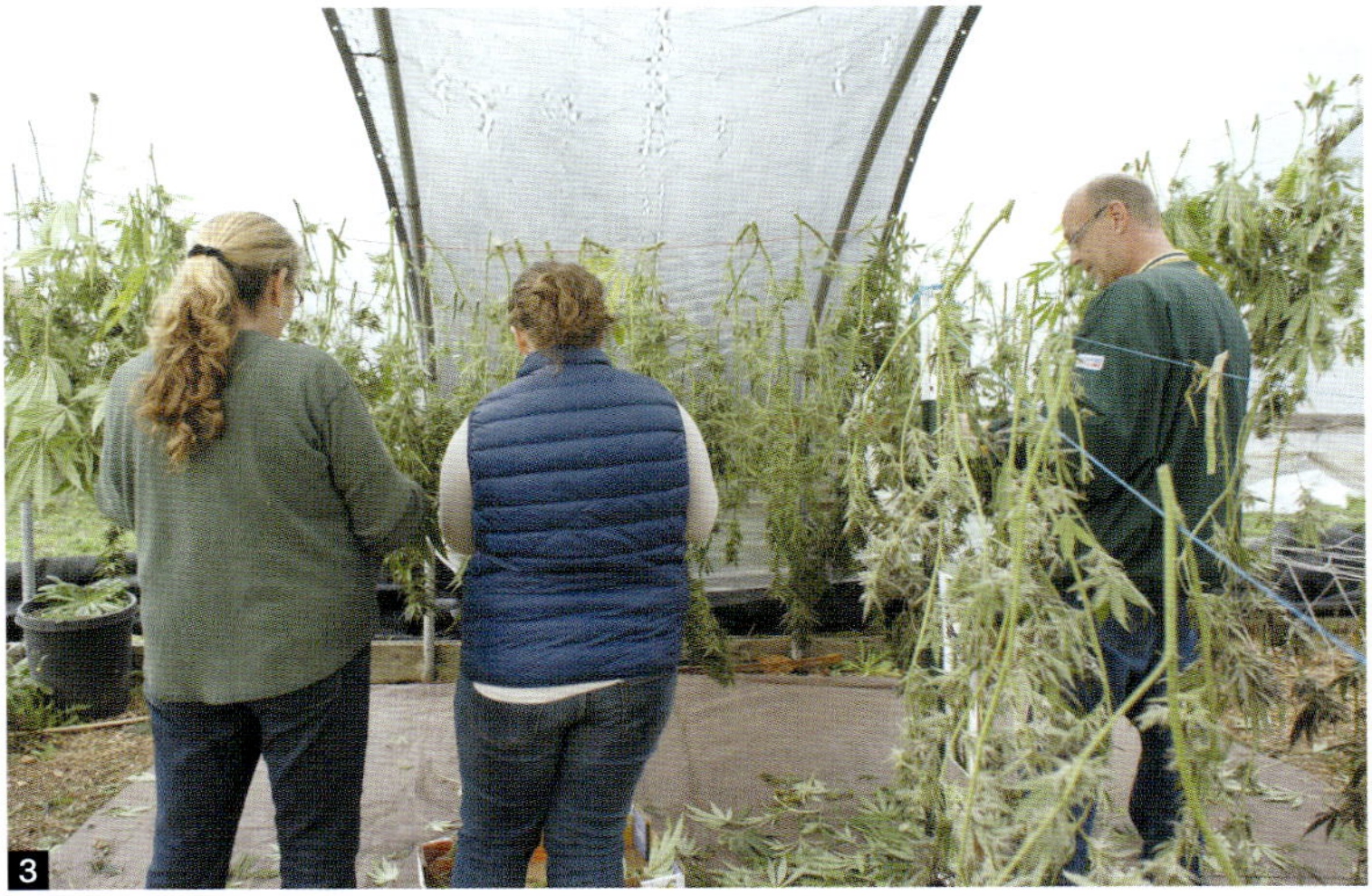

123ワシントン州のファーマー・トムさんの農場。彼の農場では、大麻のほかに様々な有機野菜も栽培している。彼は連邦政府と特別な契約をしており、連邦政府の職員も、この農場へ大麻の勉強にやってくる。彼の大麻農場は決して大きくはないが、彼の人柄もあり、この業界では有名人である。自身の農場をブランド化し、周囲の小規模大麻農園を、そのブランド力を利用して後押ししている。州によって、大麻に対しての文化が全く違うところが面白い。

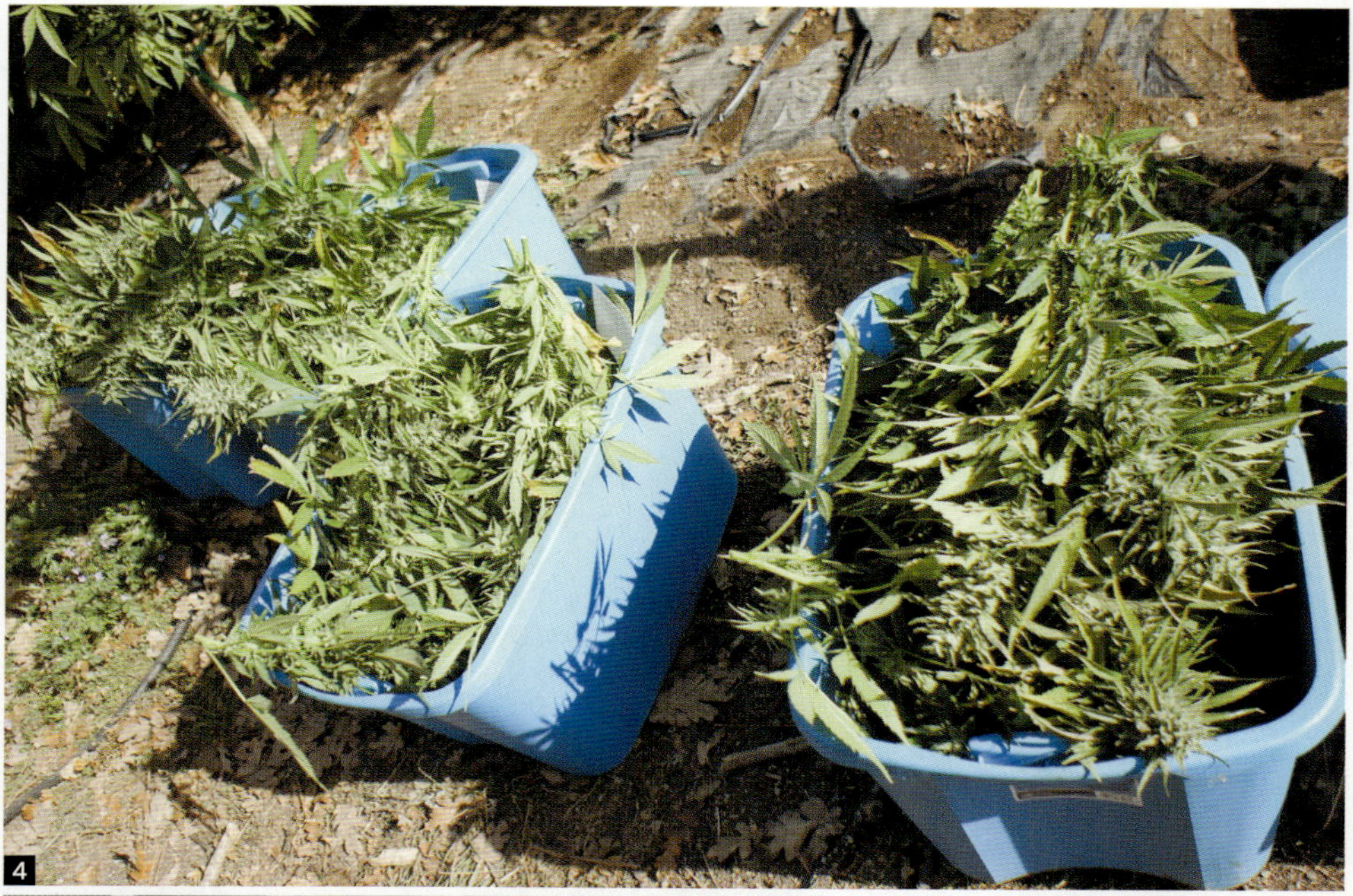

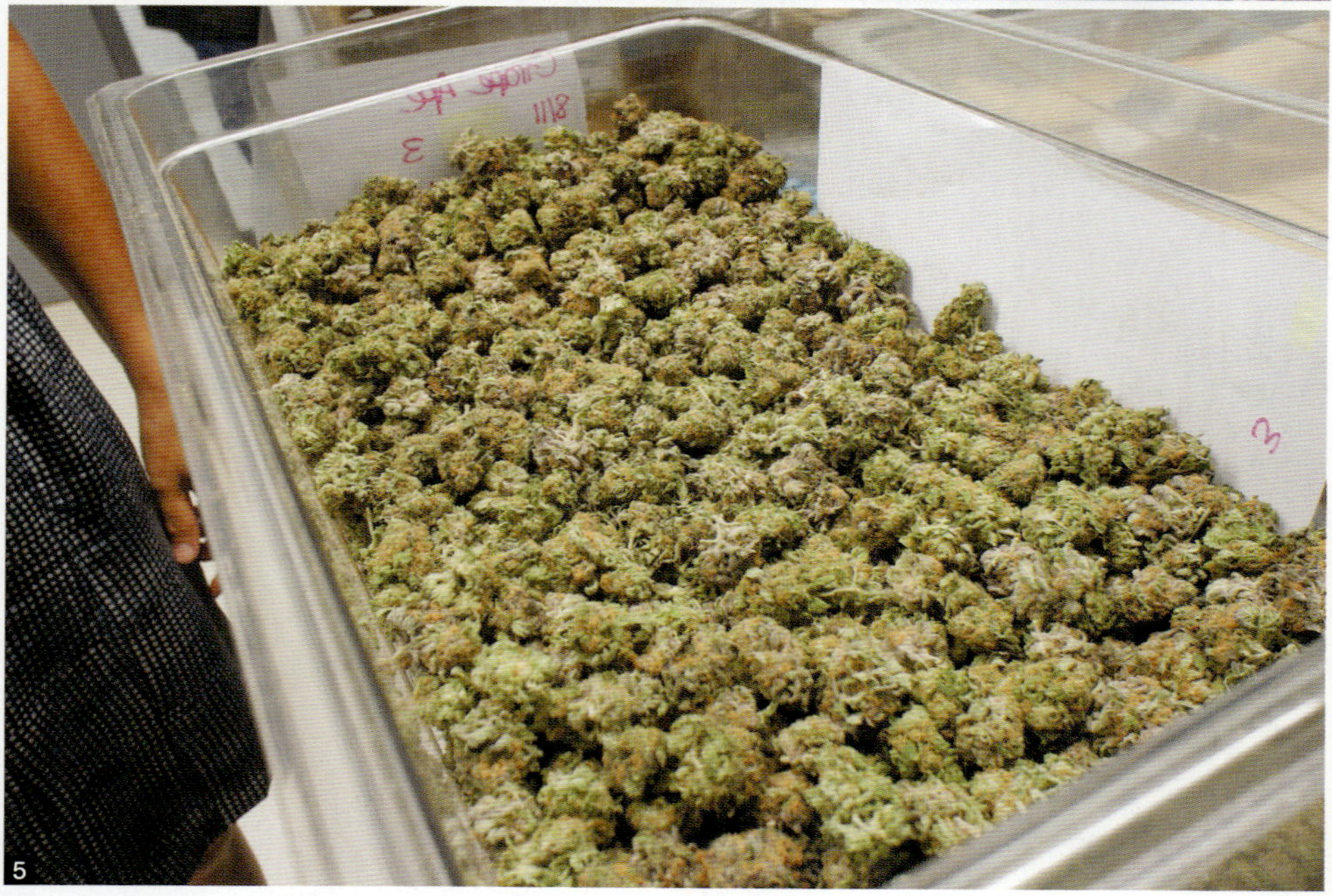

4 ワシントン州の医療大麻の小規模農園で収穫された、薬効成分の多い花穂（かすい）。外の空気と太陽の陽射しをしっかり浴びた大麻には根強い人気がある。**5** コロラド州の大麻ファクトリーで収穫され、出荷直前の大麻。花穂の周囲にある余分な葉をカットする「トリミング」という作業（3ページ写真**2**）を経て、出荷可能な製品となる。

がん治療の選択肢
医療で使う大麻

世界の医療大麻の技術は急速に進んでいる。特に、薬効成分を抽出したオイルによる施用、施術方法が進展し、アメリカではがん治療にも用いられている。

薬用の大麻草は、しっかりと品種管理、衛生管理され、独立した検査機関によって薬効成分をチェックされる。患者は、ディスペンサリー（大麻販売薬局）で大麻を購入し、摂取する。がん患者は、大麻によって痛みが弱まり、食欲が増進し、よく寝られる。死への恐怖心が薄れ、体力が戻り、家族たちとのコミュニケーションも和らいでゆく。今、先進国で語られる医療大麻のイメージは、おそらくこんな感じだろう。にもかかわらず、先進国G8の中で医療用大麻が認められていないのは日本だけなのである。

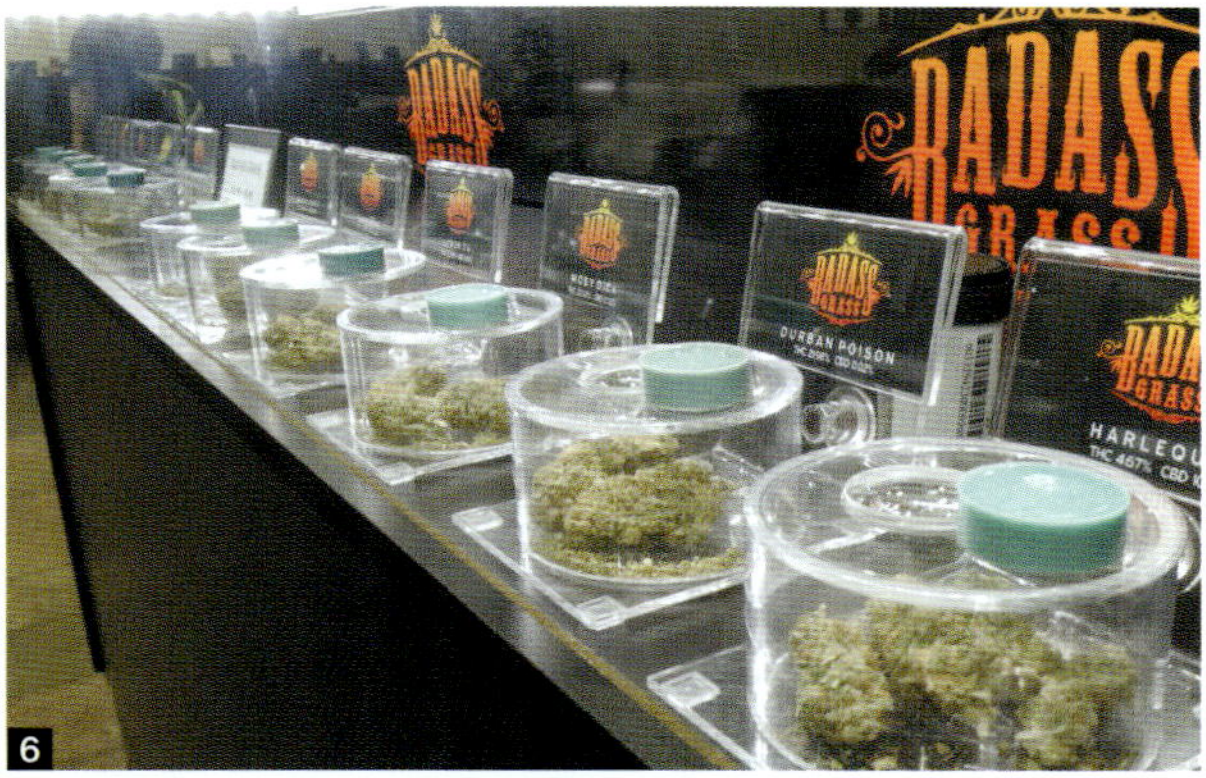

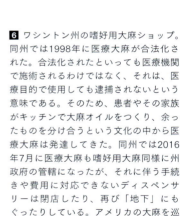

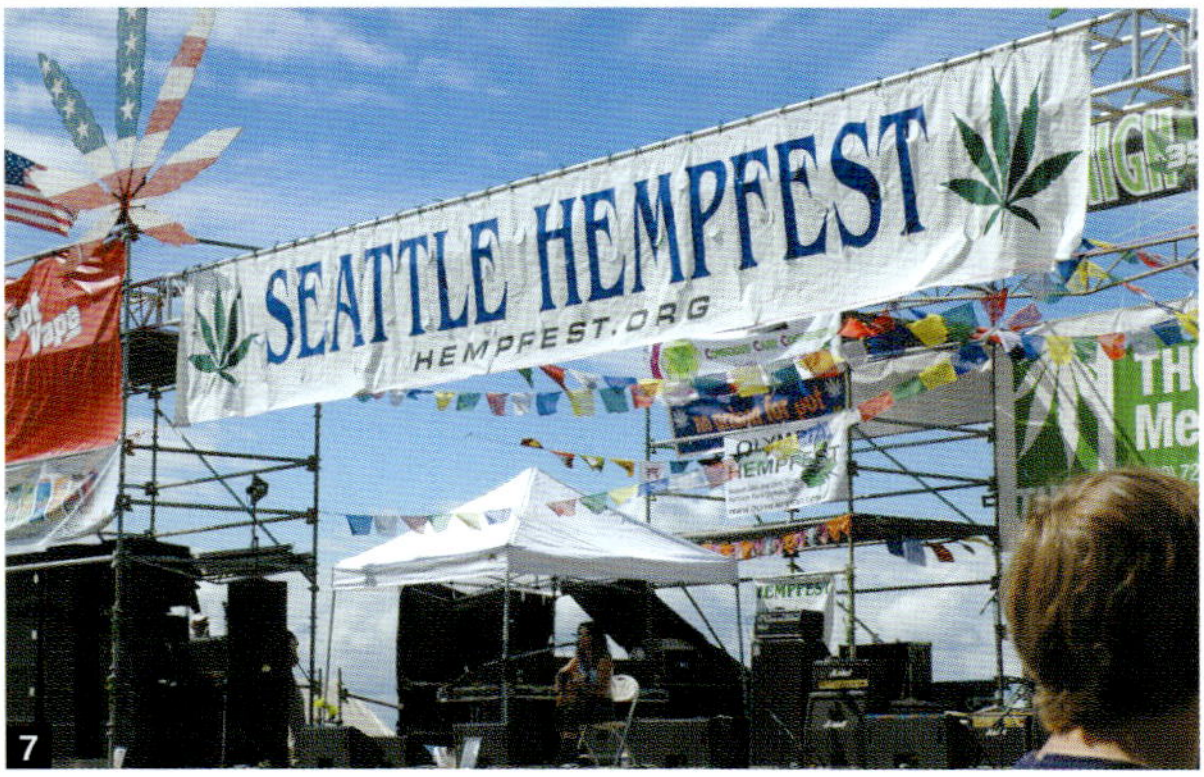

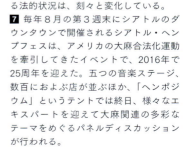

6 ワシントン州の嗜好用大麻ショップ。同州では1998年に医療大麻が合法化された。合法化されたといっても医療機関で施術されるわけではなく、それは、医療目的で使用しても逮捕されないという意味である。そのため、患者やその家族がキッチンで大麻オイルをつくり、余ったものを分け合うという文化の中から医療大麻は発達してきた。同州では2016年7月に医療大麻も嗜好用大麻同様に州政府の管轄になったが、それに伴う手続きや費用に対応できないディスペンサリーは閉店したり、再び「地下」にもぐったりしている。アメリカの大麻を巡る法的状況は、刻々と変化している。
7 毎年８月の第３週末にシアトルのダウンタウンで開催されるシアトル・ヘンプフェスは、アメリカの大麻合法化運動を牽引してきたイベントで、2016年で25周年を迎えた。五つの音楽ステージ、数百におよぶ店が並ぶほか、「ヘンポジウム」というテントでは終日、様々なエキスパートを迎えて大麻関連の多彩なテーマをめぐるパネルディスカッションが行われる。

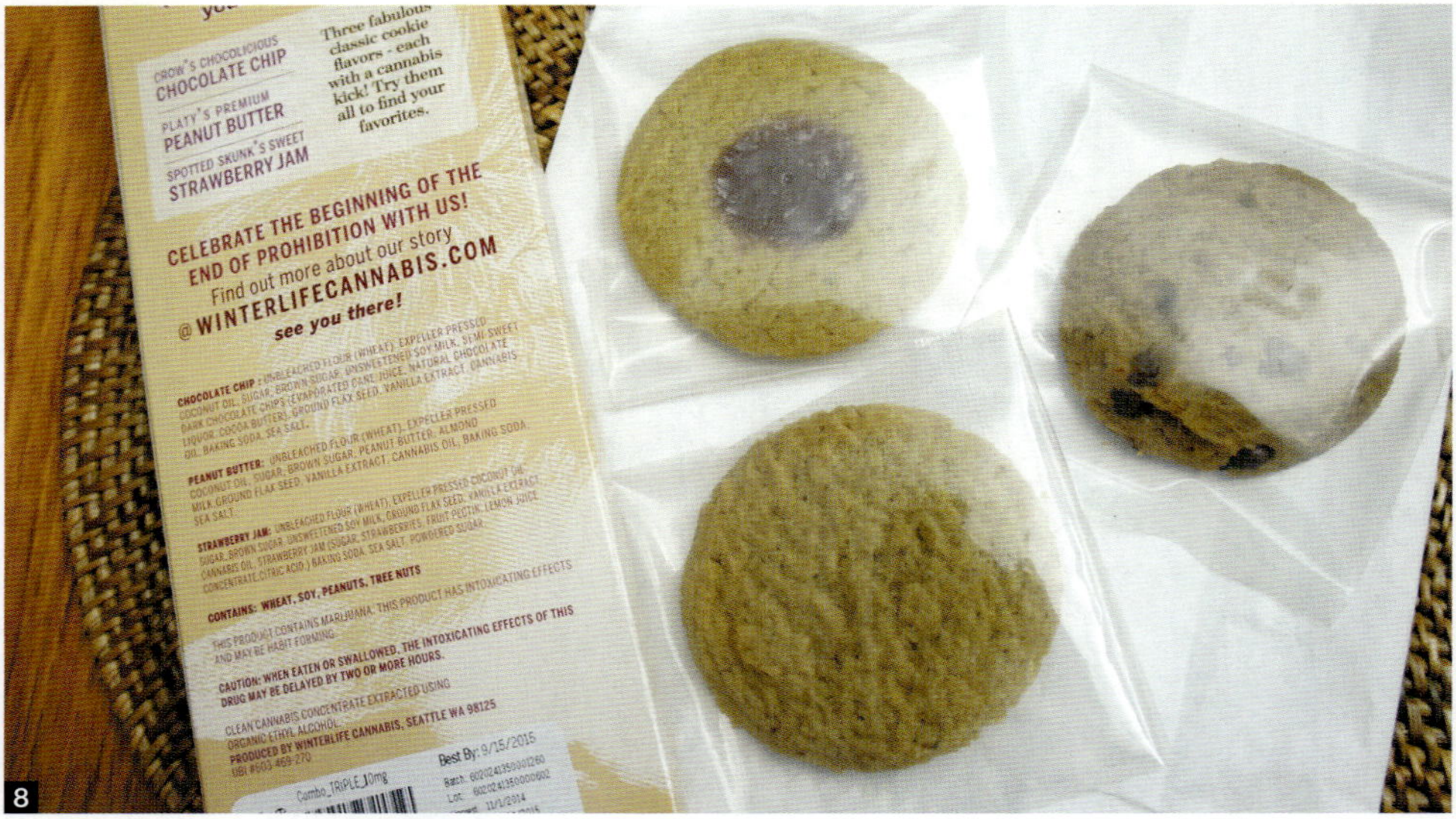

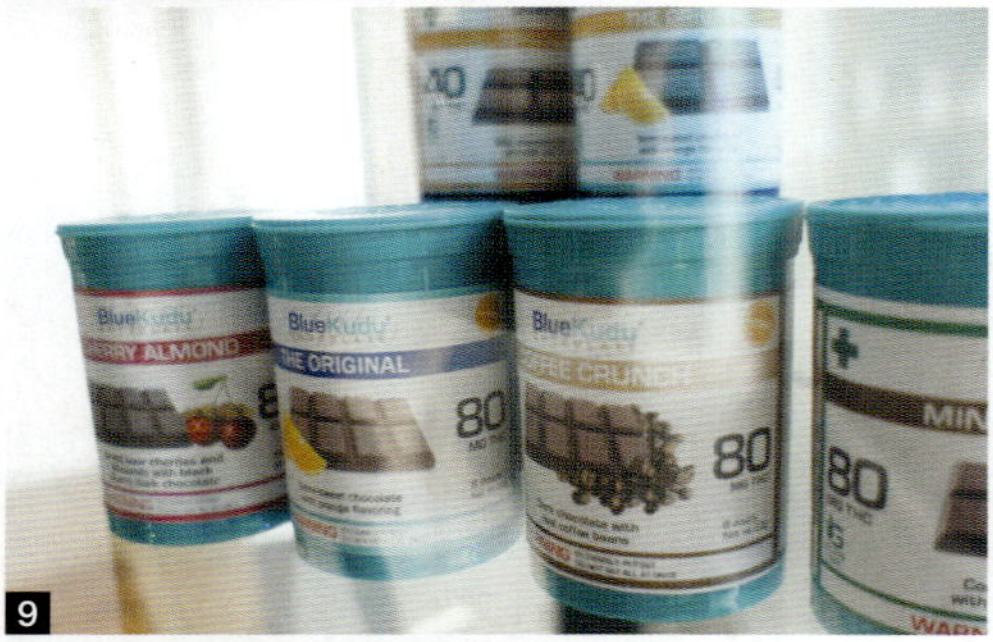

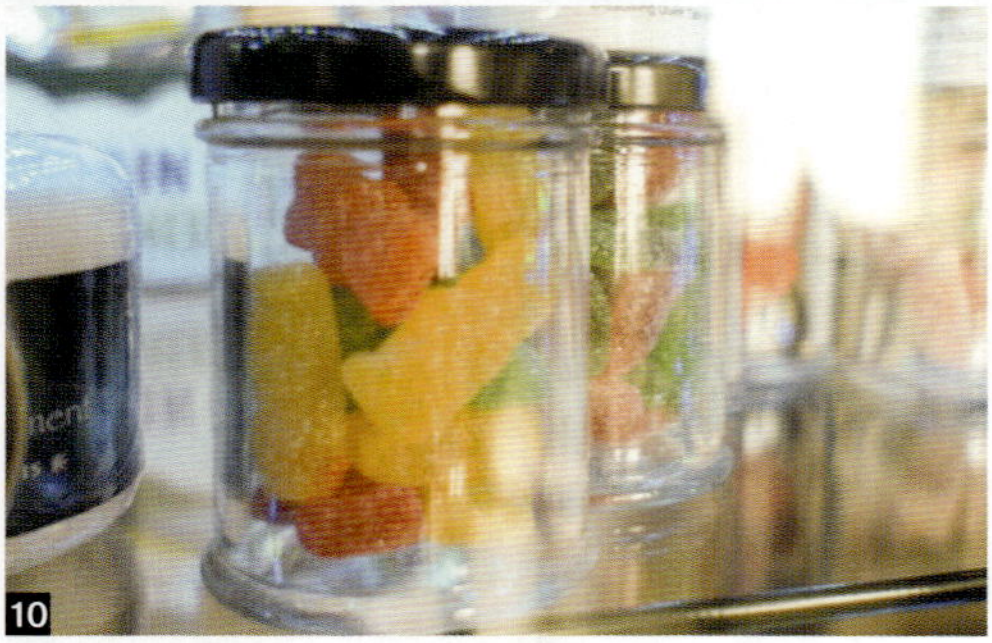

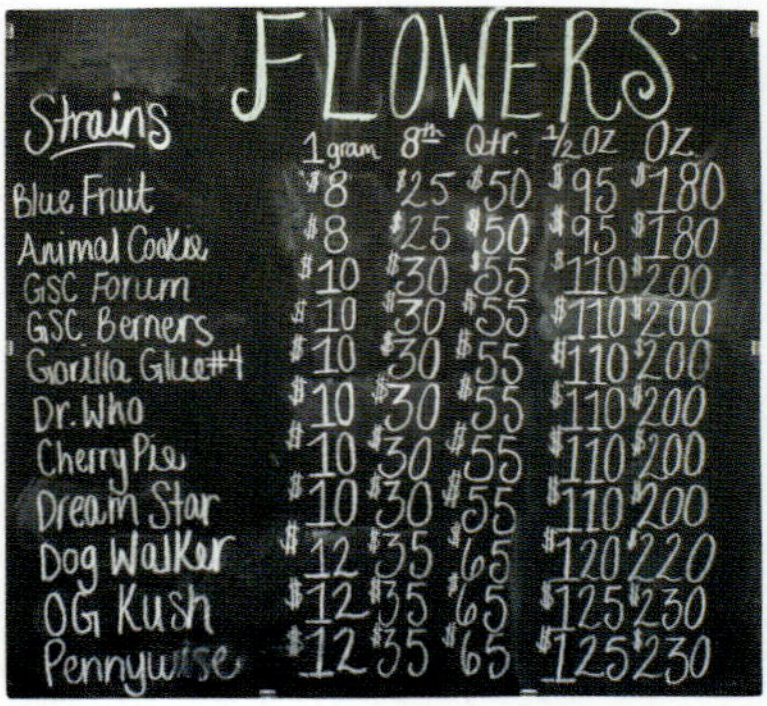

11

8 ワシントン州のエディブル（大麻加工菓子）の例。このクッキーは嗜好用として販売されているもの。ワシントン州では、嗜好用エディブルの大麻成分の含有量は、ひとつにつき10mgまでと定められている。5本で$50のチョコバーも、1本につき10mgの大麻成分が含まれている。この量が通常の大人に十分な量だとされている。医療用のエディブルにはそのような制限はなく、THCやCBDの濃度や割合は様々で、病状によって使い分けられている。**9** コロラド州のチョコレート。**10** 大麻成分の入ったグミ。**11** オレゴン州の大麻ショップの価格表。左側には様々な品種の名前が書かれてあり、右側には重さごとの価格が書いてある。品種によって薬効成分の含有量も比率もことなり、効き方も違う。たとえればその違いは、ワインのそれに近いかもしれない。

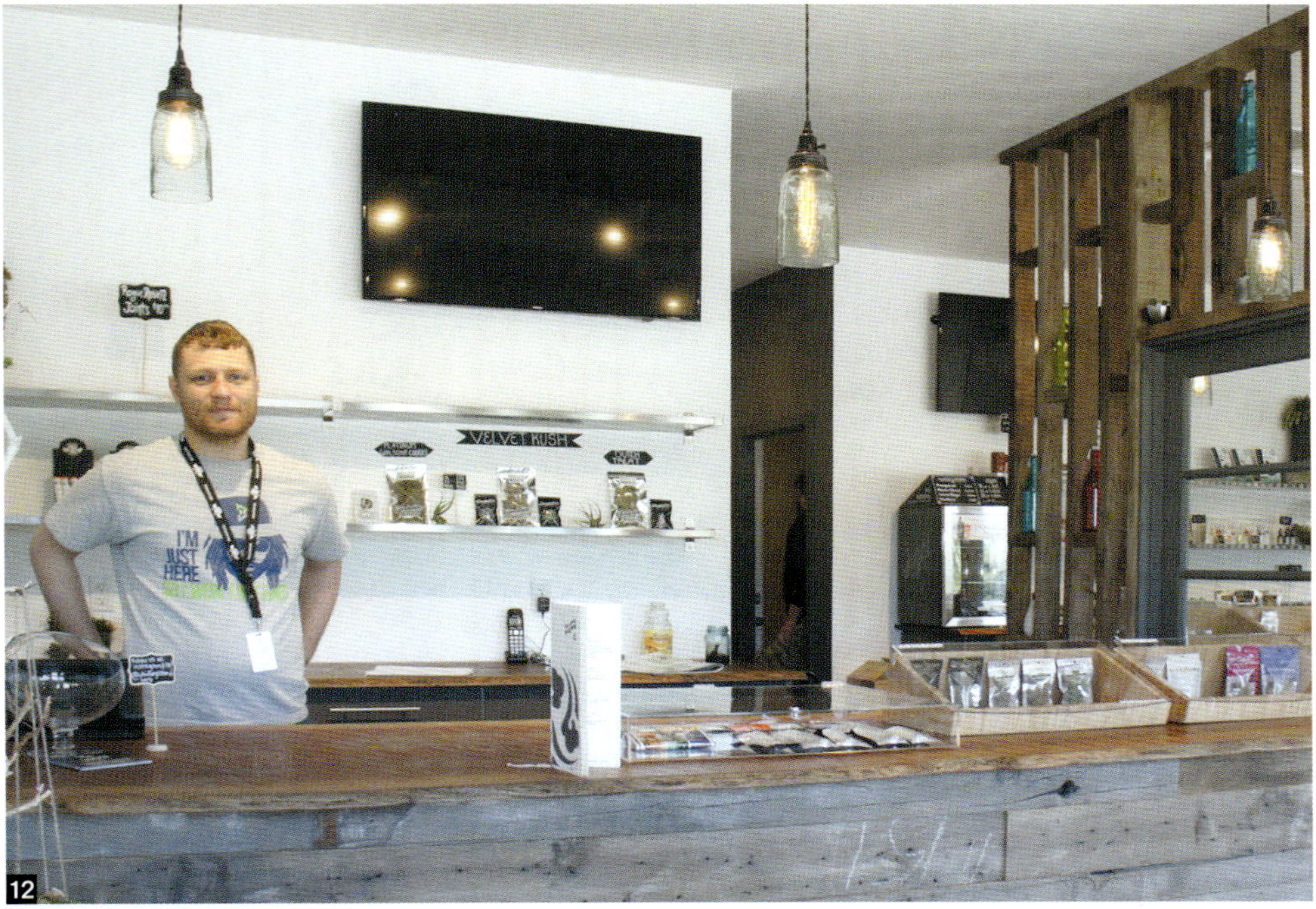

12

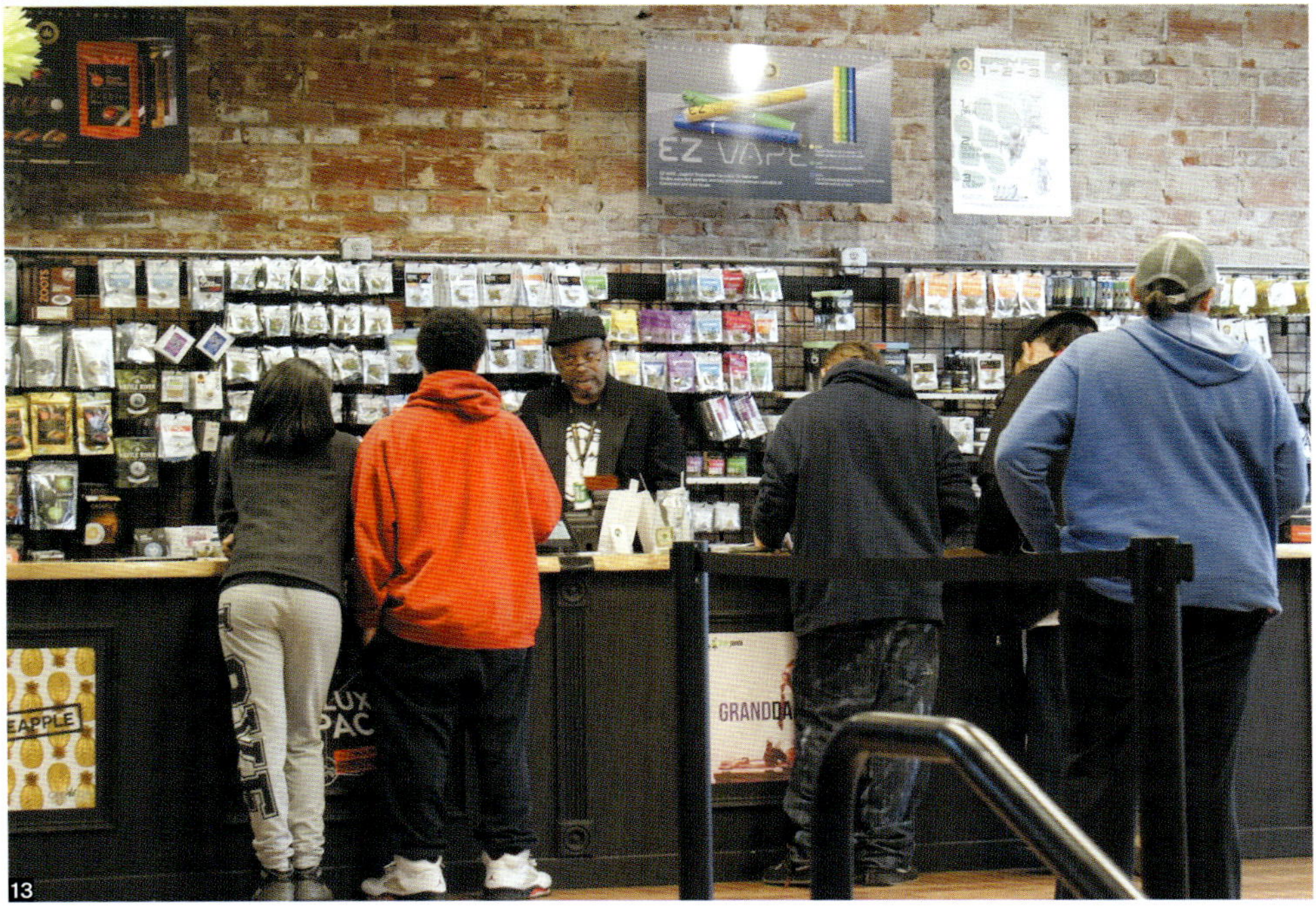

13

12 13 ワシントン州の大麻ショップ。明るく健康的な店内で、日本人が想像しがちな暗く危ない雰囲気は全くない。上の写真のショップでは2016年7月から医療用の大麻も販売を開始した。

14ワックスと呼ばれる高濃度のオイル。ブタンを媒介として抽出され、BHO（ブタンハッシュオイル）とも呼ばれる。近年は、超臨界二酸化炭素（CO_2）によって抽出したもの、花穂に高温で圧力をかけて作るロジンなど、新たな技術によって様々な加工品が次々と生まれている。

このワックスは1g単位で販売しており、熱した金属チップの上に微量を置いて気化させ、吸飲することを「ダブ」と言う。15オレゴン州のディスペンサリー（大麻販売薬局）で販売されている医療用のエディブル。

クッキーやキャンディーなどが売られている。オレゴン州はワシントン州とは異なり、2012年の法改正後に医療用大麻を扱うディスペンサリーで嗜好用大麻も販売し始めた。16シャーロッツ・ウェブという名前のCBDオイル。THCの含有量が0.3%未満の産業用ヘンプに分類される大麻草から抽出するため、アメリカ全州で販売されている。小児てんかんなどに効果がある有名なオイルである。すべてのひとに効くわけではなく、10〜15%は劇的に改善し、60〜70%の子供には何らかの効果があり、残りの10〜15%には効果がないなどの個人差がある。5000mgのCBDを含んだボトルが$250で購入できる。このCBDオイルは茎ではなく全草から抽出している。というのも、大麻の花穂に含まれる、カンナビノイド以外の、テルペンやフラボノイドなどの成分との相乗効果も薬効に大変重要であることがわかっているからである。1日100mg使用して50日間分。1日5ドルと現実的な価格である。最近は粗悪なオイルも急増しており、中にはCBDの入っていないものもあるという。茎から抽出したCBDオイルは日本でも注目されているが、輸入コストや手続きの問題からか、CBDの含有量が少なく、医療用としては残念ながらアメリカと比較して高すぎるという問題がある。

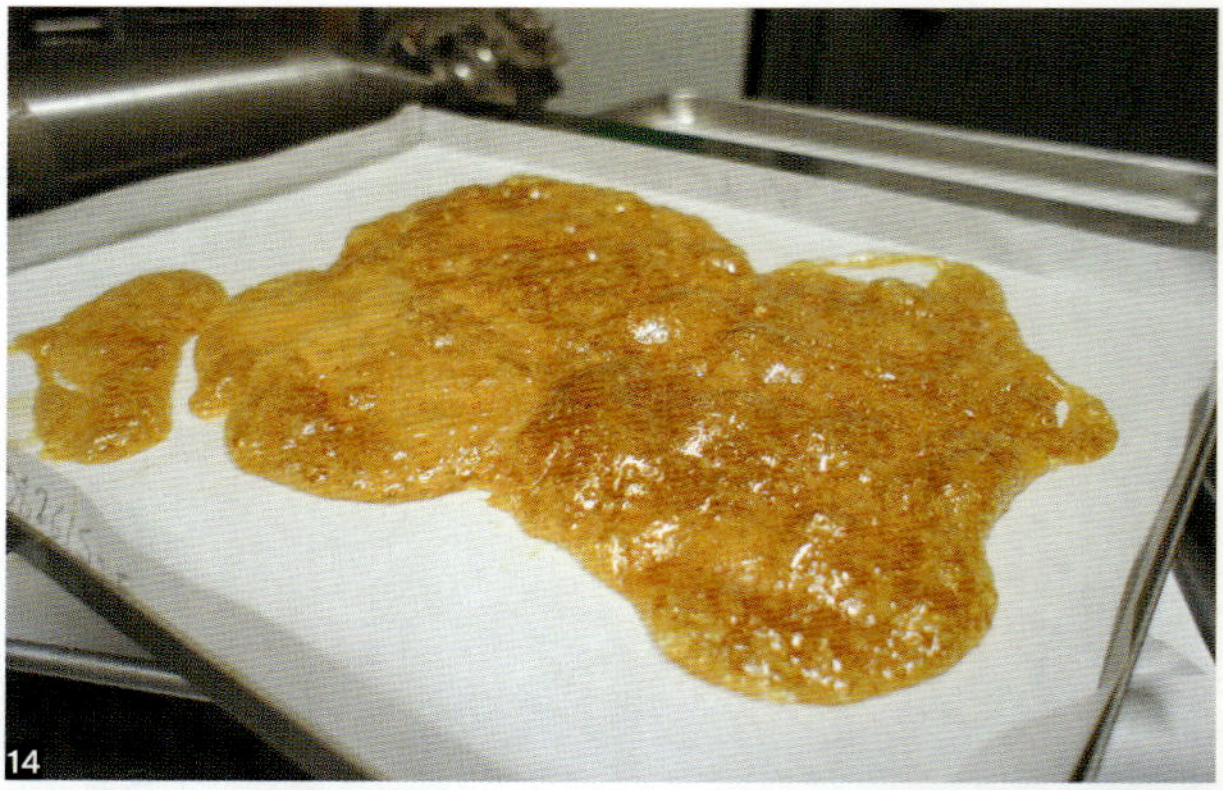
14

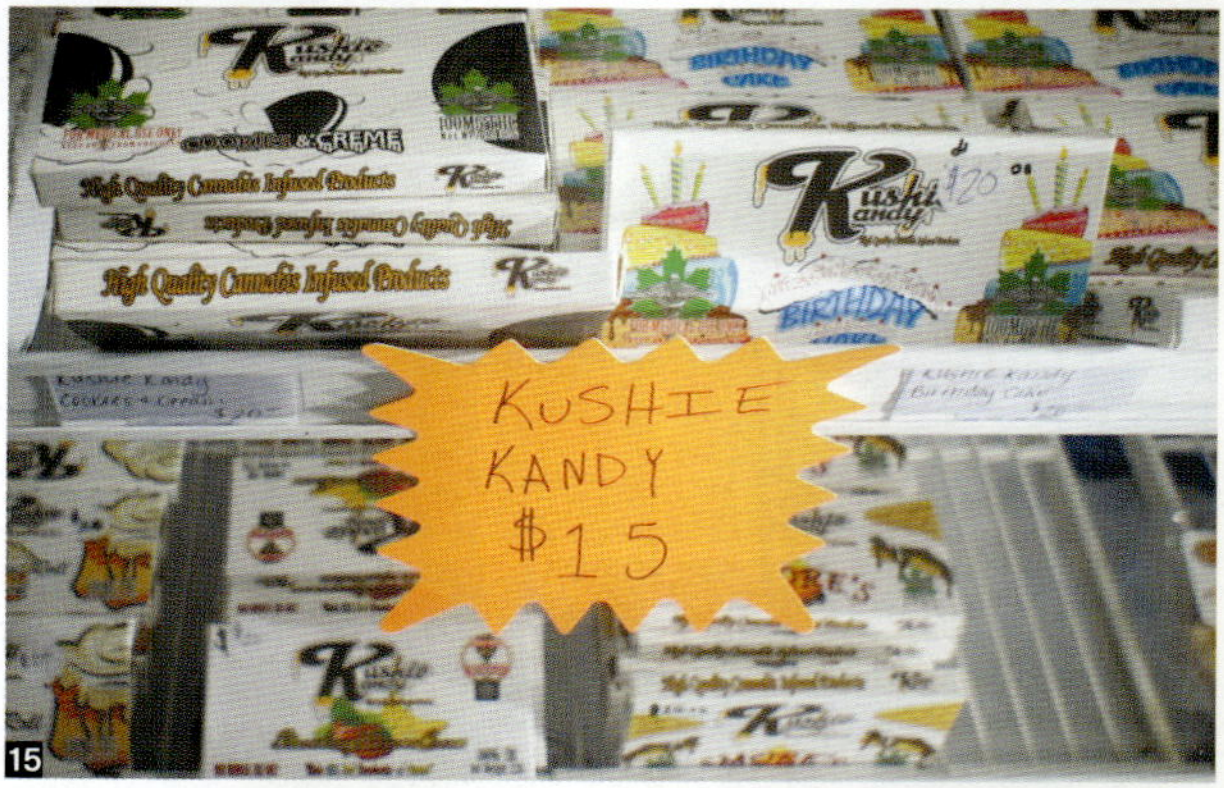

15

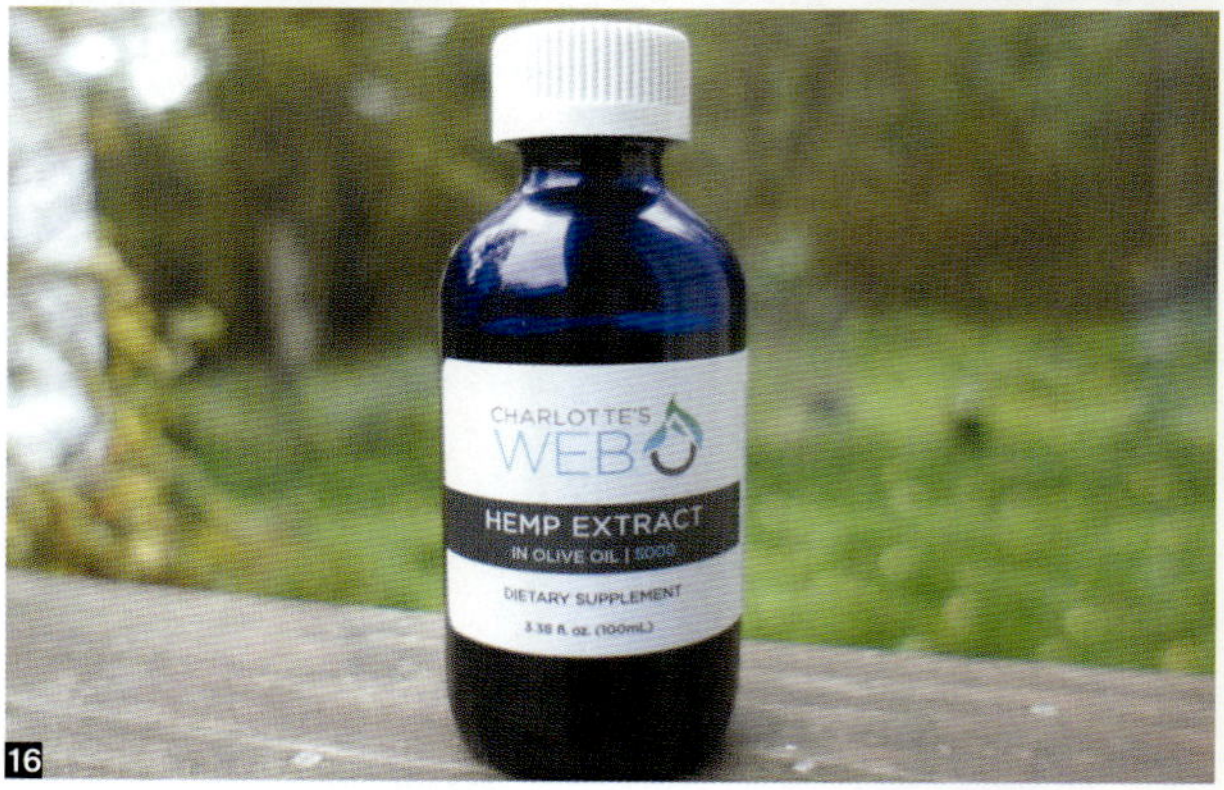

16

・2P〜8Pの写真はすべて三木直子さんによる撮影。
三木直子／翻訳家。アメリカ人の夫の実家があるワシントン州シアトル近郊で、1年のうち数か月を過ごす。医療大麻を使用する人も身近に多いリベラルな環境の中で得た、医療大麻に関する最新の情報を日本に発信している。医療従事者に向けた医療大麻の視察プログラムを企画中。OFFICE MIKI 三木直子　info@officemiki.com

はじめに

近年、「医療大麻」という言葉を耳にする機会が多くなった。

2016年11月8月。アメリカ大統領選挙と同時に、フロリダ、ノースダコタ、モンタナ、アーカンソーの四つの州で大麻の医療使用の是非を問う住民投票が行われた。そして、カリフォルニア、マサチューセッツ、メーン、アリゾナ、ネバダの5州では、嗜好用の大麻の所持と使用についての住民投票も行われた。その結果、アリゾナ州以外の州で賛成票が上回り、既に合法な州と合わせて、全米で28の州とワシントンDCで医療大麻が合法化されることになった。これによりアメリカでは、首都に加えて過半数の州で医療大麻が認められることになった。

現在のアメリカ連邦法では、大麻は依存性が強く、医療用としても利用価値の無い物質という分類に指定されているが、この結果によって大きな矛盾が生まれ、連邦法の見直しに向けてさらに変革の速度が速くなるのではないかといわれている。

アメリカにおける医療大麻合法化の動きは20世紀後半のカリフォルニア州から始まったのだが、その動きは今や全米に影響している。既に合法化された州では、大麻に関するビジネスが急成長し、ワシントン州では2014年以降の関連税収が日本円にして1000億円を超え、コロラド州では15年の関連売上げが1000億円近くに達し、税収は120億円を超えた。多くの起業家がアメリカの大麻ビジネスに参入している中で、16年6月には、マイクロソフトも大麻ビジネスに関連するソフトウェア会社との提携を発表した。現在のアメリカにおける医療大麻に関する状況は、民間の動きに対して法律が追い付いていけないほどの速さで、改革が進んでいるのである。

アメリカのこのような動きは、世界中に影響を及ぼし始めている。

ヨーロッパにも変化が起きている。オランダは1976年の寛容政策以来合法であり、国際条約の裏付けのもと、医療用大麻を海外へ輸出することも可能である。ドイツでも2017年に合法化されることがきまっている。EU各国によってルールは異なるが、イギリス、スペイン、オーストリア、ベルギー、フィンランドでも医療大麻は合法である。イスラエルは医療大麻について最先端の研究を行っており、世界をリードしている。カナダも既に合法化されており、オーストラリアでも17年の合法化に向けての準備が進められている。

南米ウルグアイのムヒカ元大統領も、就任当時の2013年に大麻の全面合法化を行った。15年に最高裁が自家栽培と使用を認めたメキシコでも、16年にエンリケ大統領が医療用大麻の合法化を提言している。ブラジルやアルゼンチン、コロンビアなどの南米各国も次々と法改正を進めている。

大麻に関する法規制が厳しいアジア地域においても、嗜好用についての姿勢は変わらないが、医療については変化が見られ始めた。タイの世論調査では80％以上が医療大麻を合法化すべきとしており、インドやスリランカでは伝統医療であるアーユルヴェーダでの使用を認めている。厳しい麻薬政策で知られるフィリピンのドゥテルテ大統領も、医療大麻については理解を示している。一方中国では、大麻は厳しく規制されているが、産業用の製品化と共に、医療用の研究開発が大規模に行われている。世界知的所有権機関（WIPO）の統計データによると、約600件ある大麻関連の特許申請の半数以上が中国企業によるものである。

20世紀初頭から医療大麻が規制されてきた背景には、アメリカによる政治的、経済的な判断があった。しかし、大麻を取り巻く情勢は大きく変化し、今や医療大麻を規制する理由は希薄になってきている。アメリカから再び始まった医療大麻合法化への波は世界中に広がっており、その勢いは今後も止められないであろう。一方、日本はどうなのだろうか。

厚生労働省は、「大麻の医療的な効果は明確ではなく、がん治療についても、他に優れた薬品があるため、医療大麻は容認できない。また大麻から製造された医薬品の施用についても、大麻取締法上、大麻の有害性に鑑み認められない」としている。

世界情勢や各国で発表されている医学論文を検証すれば、医療大麻の有効性は明確である。それらを強く否定し続けている根源はどこにあるのか。医療大麻の是非に関する判断は、政治でも経済でも道徳でもなく医療の領域によるものである。生命に係わる問題なのである。

たった今、大麻を必要として苦しんでいる患者さんがいる。

私たちは、彼らが安心して安全に大麻を医療利用できる環境を作る必要がある。そのためには、医療大麻についての正確な情報と正しい知識を共有する必要がある。本書では、実例などをあげながら、できる限りわかりやすく書き進めていく。偏見を捨てて、是非本書を読んでほしい。

もくじ

はじめに　9

第1章　医療大麻とはなにか

医療大麻はつまりマリファナ　18
大麻は生命力の強い有用な植物　19
医療大麻の誕生と消滅　22
１９９６年にカリフォルニア州で医療大麻の使用が合法化　23
大麻の効果が化学的に証明された　26
国際条約は医療大麻を禁止していなかった　29
生薬としての大麻と天然カンナビノイド　33
合成カンナビノイドと危険ドラッグ　36
日本では昔から民間治療に大麻が使用されていた　38
世界三大古典医療で大麻は４０００年以上前から使われている　39

第2章　医療大麻は本当にがんに効くのか

山本医療大麻裁判をご存じだろうか　44
末期がん患者が選択肢のひとつとして医療用に大麻を使用できないのはおかしい　45
山本氏の病状　46
現代医療の限界　47
山本氏には他に選びうる手段がない　48
医療大麻と人権　49
大麻の作用メカニズム　50
医療大麻使用の正当性を裏付ける世界的研究　51
「アメリカ国立がん研究所」は医療大麻の臨床研究を進めるべきだと認めている　53
医療大麻の有害性の程度　54
大麻の有害性に関する最近の医学的見解　55
患者の権利を否定することはできない　56

第3章　医療大麻の治療を選択した末期がん患者

末期がん患者・山本正光　62
生い立ち　63
肝臓がんを発症　65
「俺はおやじのように自らの命を絶つことは絶対にしない。生き抜いて見せる」　68
医療大麻を考える時、家族や仲間の理解が大きな力となる　70
大麻の栽培を始めた　72
末期がん患者が痛み止めすら満足に与えられず20日以上勾留　73
山本さんはどのように体調を管理していたのか　75
山本さんは大麻を摂取することで大切な余裕を手に入れた　76
強いモルヒネも大麻との併用による相乗効果で薬効が増す　78
山本さんが公判で裁判官に言った言葉　80

第4章　医療大麻裁判でわかった日本のおかしさ

「どうして罪になるのか理解できません」　84

弁護側の証拠がいかに採用されるかが最初のポイントだった　85
弁護側は医療目的としての大麻の使用、所持の社会的許容性を論点とした　87
山本さんが医療大麻を使用したことは、憲法13条、25条により　保障されている　88
そして弁護側は実際に医療現場で処方されている薬品と大麻を比較した　90
医療用に大麻を使用したことは「緊急避難」にも該当する　92
検察側は「所持していたから違法」の一点張り　93
検察側が提出しようとした唯一の証拠　94
ゲートウェイ理論も米国医学研究所が否定した　95
日本における医療大麻全面禁止の根拠に合理性なし　97
厚生労働省は彼らが主張する大麻の有害性を科学的に国民に示す義務がある　99
「厚生労働省がそういうことを言うこと自体が非人道的なわけです」　101
日本政府は速やかに大麻の医療利用を認めるべきである　103
がん治療の選択肢を増やそう！「医療大麻を考える会」に寄せられた患者さんの声　105
おわりに　医療大麻合法化を訴えた小説が有害図書指定された件について　116

第1章

医療大麻とはなにか

現在日本で大麻は、嗜好用、医療用ともに所持が禁止されています。また、医療用に使用すると、医師だけではなく患者も逮捕されてしまいます。つまり大麻は、どういう形であれかかわると、人生が台無しになる悪いものとして一般的に認識されています。

実際、マスコミは大麻を所持、使用した人を犯罪者として大大的に報道しています。ところが世界の国や

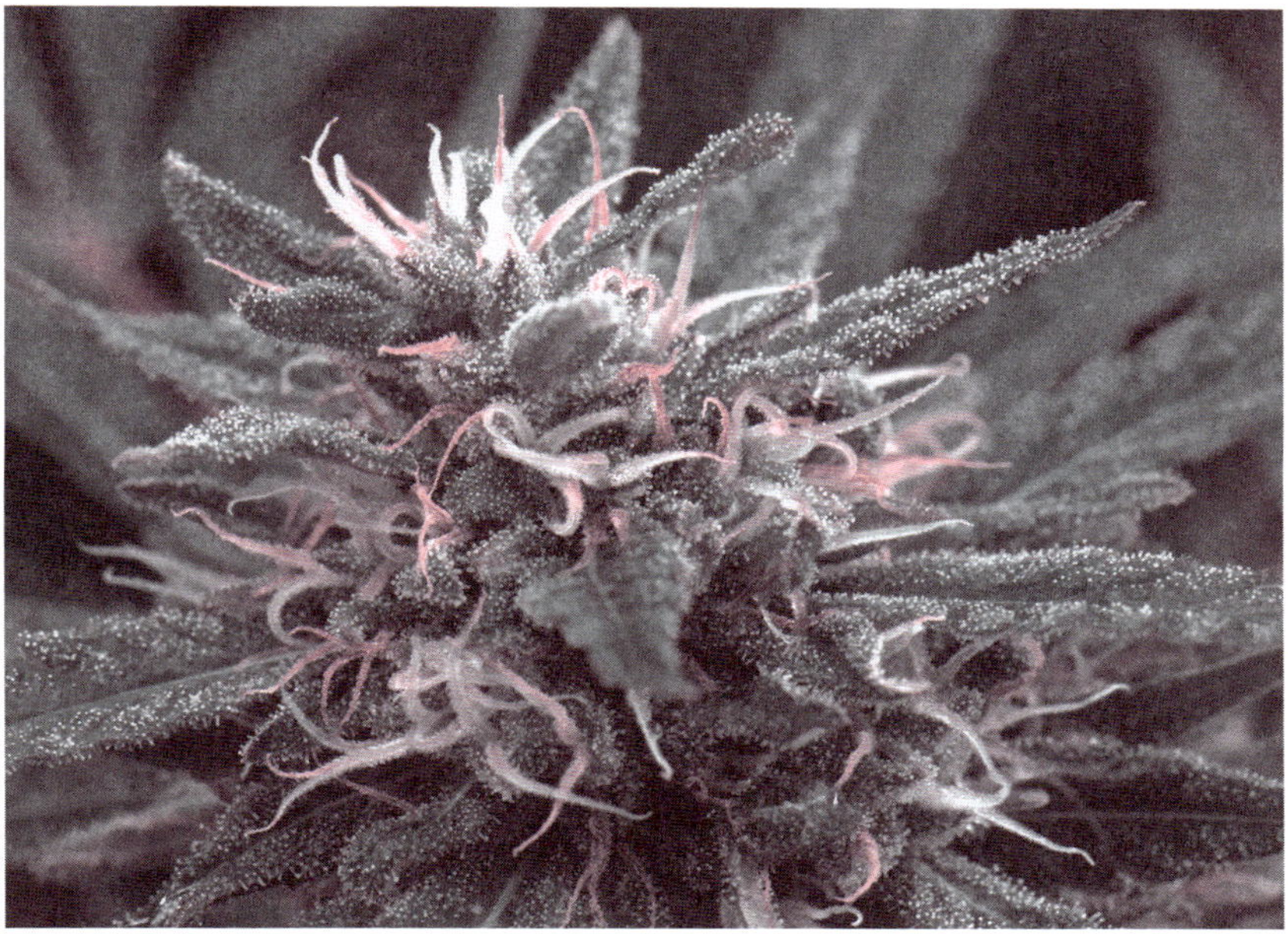

大麻には雄株と雌株があるが、薬効成分であるカンナビノイドを有するのは雌株である。特に、種ができる花穂（かすい）と呼ばれる部分に、カンナビノイドが豊富に含まれている。また、受粉せずに育てたほうが、カンナビノイドの含有量が飛躍的にあがる。そのような雌株のことをシンセミアと呼ぶ。写真はシンセミアの花穂の部分。白く粉を吹いているように見えるところがカンナビノイドである。
写真／鈴木優甫

地域では全くその逆で、嗜好用も医療用も合法として使用されているところがあります。

いったいなぜ、日本と世界との間で、大麻の扱いにこのような差があるのでしょうか。それには深い理由があるのでひと言では言い尽くせません。そこで、植物としての大麻とはなにかを入口にして、医療に使われている大麻について学んでいきましょう。

医療大麻はつまりマリファナ

最近、医療大麻という言葉を耳にすることはないだろうか。ネット上で検索してみると、海外における情報がたくさんでてくる。テレビや新聞で、内外のニュースとして紹介される機会も増えてきた。

医療大麻とは何なのか。実はそれは特別なものではない。医療用に使用する大麻とは、マリファナのことである。大麻は国際条約によって規制されており、日本でも戦後に制定された大麻取締法によって所持と医療利用が厳しく制限されている。

大麻は、１９６０年代から70年代に、平和と反戦の象徴としてアメリカを中心に、その使用が急速に広まっていった。その後も欧米の若者たちの間で嗜好品として使用された大麻だが、ニクソン大統領の時代からアヘンと同様の危険なドラッグとして、世界中で規制が強化されていった。しかし、20世紀後半から欧米では規制緩和が少しずつ行われ、それと同時に生活の中で医療用に大麻を使用する人々が増えていった。

「大麻は様々な病気に効く」

医療用に大麻を使用した人々の声は、やがて新たに誕生したインターネットを通じて世界中に広がってゆく。そして現在、アメリカの半分以上の州で医療大麻が使用されているのである。我が国でも、疾病を抱えた多くの患者さんたちが、医療大麻の可能性について、強い関心を持っている。

大麻は生命力の強い有用な植物

大麻草はアサ科の一年草であり、原産地域は中央アジアカスピ海東部沿岸と言われている。現在は世界の広い範囲に分布しており、生命力の強い植物である。成熟すると5〜7メートルにもなることから、日本では繊維をとる植物の総称である「麻」の中でも大きい麻という意味で、大麻と呼ばれるようになった。読み方も「たいま」「おおあさ」「ぬさ」「おおぬさ」などある。
茎の表皮を縦にはがすと上質な繊維となる。また、種は食料にし、種油は灯油などにも使用される。繊維を取った茎は「おがら」と呼ばれ、たき火や松明の燃料に使われ、精神活性化作用のある花穂《かすい》や葉の部分は、祭事や薬用に用いられてきた。
寒暖差にも強く繁殖力もあるため、世界中に繁殖している大麻は、太古の昔から人類にはなくてはならない有用な植物のひとつだった。

Marijuana Quotes

“私も昔は大麻を吸っていたし、人に勧めはしないが
個人への害は酒ほどではない。
愛好家を刑務所に入れるべきような物でもない。

――バラク・オバマ　元米大統領

日本でも縄文時代の遺跡から大麻の痕跡が認められているが、福井県の鳥浜遺跡からは約1万年前の縄文草創期の大麻でつくった縄も発見されている。弥生時代の登呂遺跡からは大麻製の布も発掘された。

また、神社でお祓いに使用する「幣《ぬさ》」や鈴緒も大麻繊維であり、伊勢神宮などのお札は「神宮大麻」という。これだけ見ても、大麻は文化や生活の中に深く根付いていることがわかるだろう。

大麻の学術名は"Cannabis"（カンナビス）というが、これは画材のキャンバス（canvas）の語源でもある。帆船の帆や舫いロープや幌馬車の幌なども大麻によってつくられてきた。大航海時代や20世紀の二つの大戦にも、大麻は深く関わっていたのである。

しかし、20世紀初頭、大麻の持つ陶酔作用が有害だとして、アヘン条約で国際的な規制物質として指定されてしまう。繊維としても石油由来のナイロン繊維の台頭で、大麻の需要は急速に低下していった。大麻規制を強く訴えていたアメリカは、終戦後の日本にも法的な強い規制を求め、大麻取締法が制定された。これにより日本では、大麻草の所持、栽培を厳しく規制し、医療用の使用も研究も禁止するようになった。

大麻取締法が制定されて70年以上たった今、多くの日本人は大麻を危険な麻薬であるとしか認識していないだろう。しかし、本来の大麻とは、健康的であり、有用であり、神聖なものでもある。そして、20世紀末には、大麻の薬効成分が大変有効であることが、科学的にわかってきた。それによって、100年間封印されてきた大麻を取り巻く状況が、大きく変動し始めている。

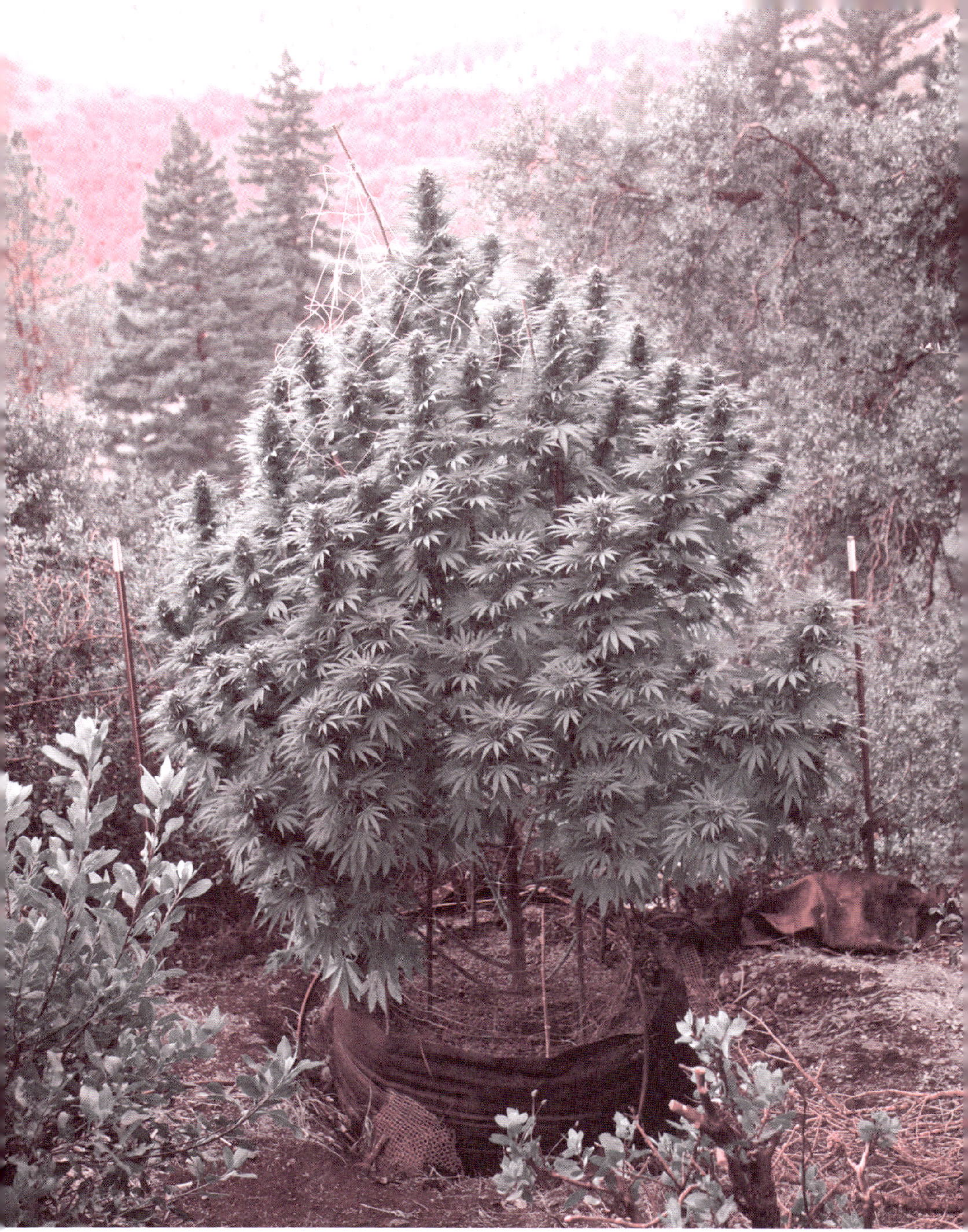

一株にいかにたくさんの花穂を実らせるかということも、栽培者の腕の見せ所である。日当たりや土壌や肥料の加減、栽培途中の枝の剪定（せんてい）などを行い丹念に育てていくと、このような見事に成熟した大麻草をつくることも可能である。大麻農家は他の野菜農家と何も変わらず、真面目に大麻草を育てているのである。 写真／鈴木優甫

医療大麻の誕生と消滅

大麻の医療利用は遥か古代にさかのぼる。世界の三大伝統医学、インドのアーユルヴェーダや中国の中医学、ギリシャ起源のユナニ医学でも4000年以上前から大麻を薬として使用してきた。

日本でも戦前までは喘息などの薬として薬局で扱われ、日本薬局方（厚生労働省が定めた医薬品の規格基準書）にも掲載されていた。また、ヨモギなどと同様の薬草として、民間の治療薬としても日常的に使われていたのである。欧米でも、19世紀にイギリスが植民地だったインドから大麻を持ち帰ったことから、うつ病治療などに使用された。ビクトリア女王も月経不順の治療に大麻を使用したという記録が残っている。アメリカも同様に大麻を治療に使用するなど、広範囲に使用されていた。

しかし、20世紀初頭、アメリカが世界のリーダーとして台頭していくのと共に、アメリカの主導で軍事、金融とともに国際競争力のひとつであった麻薬による力を否定する国際条約が結ばれた。それが国際アヘン条約である。歴史上はじめて麻薬の使用を制限したこの国際条約によって、アヘン、コカインと共に、大麻も規制されることになった。

もともとはアヘン戦争による清（中国）の惨状を憂いて締結された国際条約であったが、当時、医療として使用されていた大麻についても規制しようとするアメリカの動きに対して、ヨーロッパをはじめとするほとんどの国は反対か消極的な姿勢を示していた。しかし、数回にわたるアメリカの主張によって、最終的には大麻も規制対象に入れられることになった。アメリカが大麻を規制した背景には、石油産業を推進するという経済的な目的もあったのではないかと言われているが、確かな証拠は存在しない。

いずれにしても、19世紀には様々な疾病に施用されていた大麻は、アヘン条約をきっかけに各国で規制されるとともに、アスピリンに代表される多くの化学薬品の開発によって、医療の表舞台から姿を消していった。

１９９６年にカリフォルニア州で医療大麻の使用が合法化

科学万能の世紀である20世紀も終盤に差し掛かった１９７０年代。アメリカの大麻政策に変化の兆しが見え始める。ロバート・ランダルという男性が緑内障の治療に大麻を栽培して逮捕された。しかし彼は医療上の必要性を主張した。

その結果、１９７６年に連邦裁判所は「ランダル氏の緑内障にはほかに有効な治療の方法がなく、大麻喫煙による副作用も認められない。被告人に医療使用を禁じる医学的根拠はない」という判決をだした。これにより、ランダル氏

Marijuana Quotes

“俺たちは大麻を吸う。ハーブさ。

他の悪癖は破滅を招くが、ハーブは人を癒す。

つまり治療薬なんだ。

――ボブ・マーリー　レゲエシンガー

への訴追は取り下げられ、逆に1978年、ランダル氏が「FDA」「法務省」らを訴えると、連邦当局は和解し、ランダル氏に公認の医療大麻供給を始めた。これにより彼は、アメリカで最初の合法的医療大麻使用患者となった。

この判決結果は、その後の医療大麻政策に影響を与えることになる。それから3年後の1979年9月。カリフォルニア州で、若い白人男性がカリニ肺炎に罹病していることが観察された。この疾患は免疫不全が病態の中心であると考えられたため、後天性免疫不全症候群（エイズ）と命名された。原因不明のこの病気は世界中に蔓延し、人々は恐怖に震えた。いわゆる「エイズ・パニック」である。

当時、治療法も確立されてないこの疾病の対処療法として、放射線治療や抗がん剤治療などが行われたが、その副作用として、激しい嘔吐や食欲不振が現れた。そんな時、大麻が有効であることを経験的にしっていたカリフォルニアの人々は、治療として大麻を使用し始めた。大麻は連邦法によって厳しく規制されていたが、患者のために逮捕を覚悟で大麻草を供給する「マリファナ・バイヤーズ・クラブ」などの市民団体が結成されていった。

大麻を吸うことで、嘔吐感を軽減し食欲が増進されることで体力や免疫力も上がり、多くのエイズ患者たちを延命させ、QOL（「生活の質」と訳される。人間らしく、満足して生活しているかを評価する概念）を向上させた。

大麻を使用することには、市民の間でも賛否はあったものの、末期の病人が最期の治療法として大麻を選択することにはほとんどの市民に異論はなかった。それには、カリフォルニアという土地柄

（１９６０年代にサンフランシスコを中心に世界中に広がっていったヒッピームーブメントやニューエイジ・カルチャーの中心にマリファナを吸う文化が根付いていた）も、市民が確信を持って医療用大麻を支持した要因のひとつとして考えられるだろう。

大麻はエイズだけではなく、ガンや緑内障など、数多くの疾病に有効であるということが、少しずつわかってくると、市民活動もますます活発になっていった。デモで多くの逮捕者もでた。問題は、大麻を厳しく禁止している連邦法であり、州法であった。そのため、１９９６年11月、州法改正のための住民投票がカリフォルニア州、アリゾナ州で行われた、この歴史的な住民投票の結果、医療用の大麻使用は州法で合法となり、カリフォルニア州は市民たちの声に従った。このことが現在の医療大麻の礎となったのである。

医療大麻合法化は「コンパッショネートユース」（人道的使用）という考え方が基礎となっている。患者の生命にかかわる問題である医療大麻の使用は、医学的な臨床実験や法的な整備が完了していなくても、人道的見地から使用されるべきであるということである。カリフォルニア州合法化には、このコンパッショネートユースが根本にあり、この考え方とともに医療大麻の合法化の波は、その後、世界中に広がっていったのである。

Marijuana Quotes

“合法化して、家庭でも栽培できるようにして欲しいね。

――スティーヴン・キング　作家

大麻の効果が科学的に証明された

大麻に含まれる固有の薬効成分を総称して「カンナビノイド（Cannabinoid）」という。

現在では５００を超える化合物が分離・同定されており、その中に80以上のカンナビノイドが存在することがわかっている（１００種類以上という報告もある）。主成分のカンナビノイドは、ＴＨＣ（テトラヒドロカンナビノール）とＣＢＤ（カンナビジオール）であり、その他にはＴＨＣＶ（テトラヒドロカンナビヴァリン）、ＣＢＧ（カンナビゲロール）、ＣＢＣ（カンナビクロメン）など多数のカンナビノイドが存在する。ＴＨＣには精神活性化作用があり、ＣＢＤにはそれを抑制する作用がある。場合によっては、その逆の作用もある。それ以外にも、大麻草には多くの効果があることがわかってきた。

１９６４年にイスラエルのラファエル・メクラム博士によって、精神活性作用の原因成分としてＴＨＣが大麻草から分離されると、製薬会社や大学の研究室で何百もの化学合成ＴＨＣ誘導剤が開発されていった。その多くは、嘔吐抑制や疼痛を目的としていたが、新薬としての製品化までは至らなかった。しかし、これらの研究によって、大麻、特にＴＨＣの構造活性がより詳しくわかってきた。

最新の臨床研究により、大麻が効果があるとされた病気

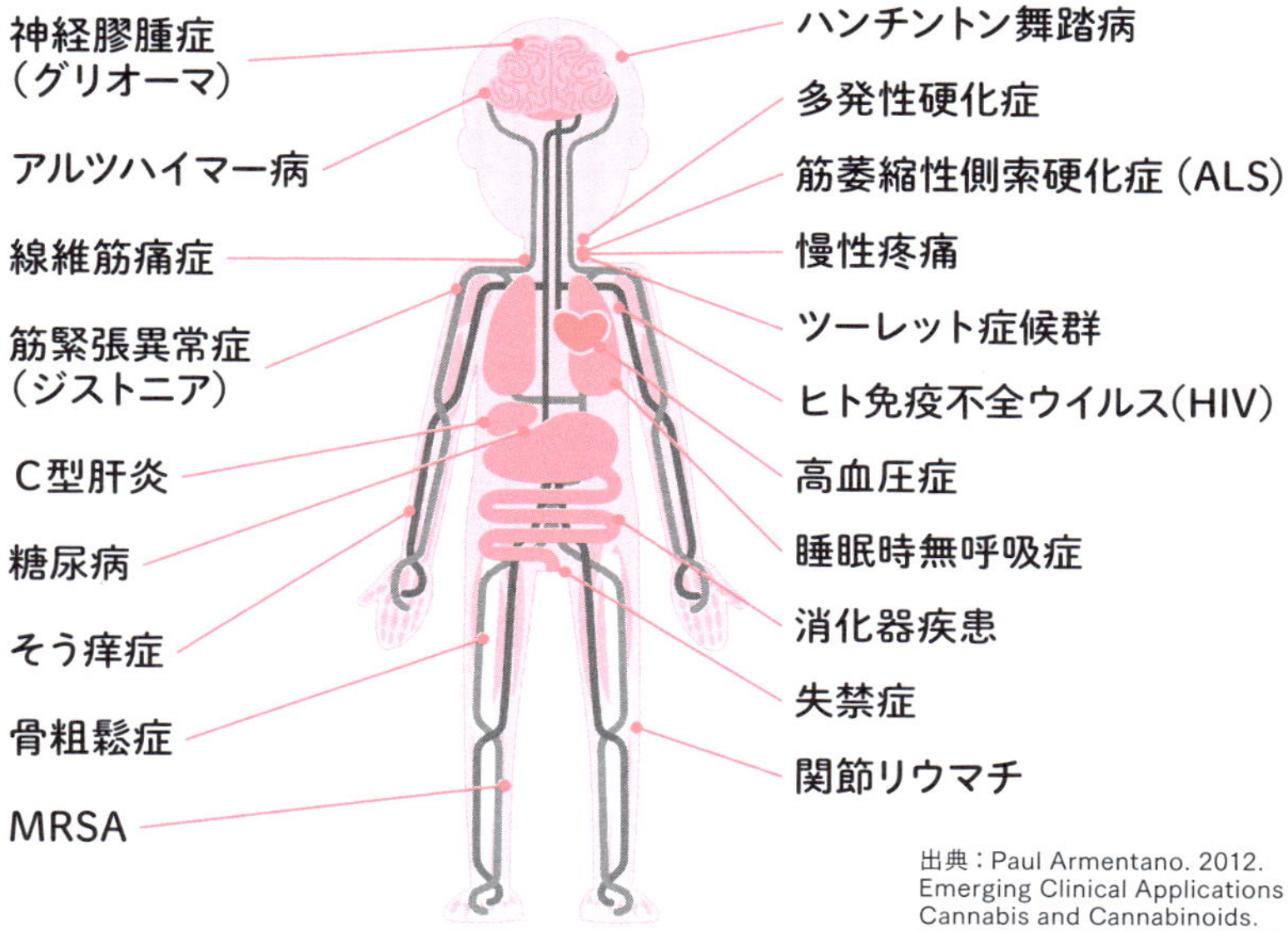

出典：Paul Armentano. 2012.
Emerging Clinical Applications For
Cannabis and Cannabinoids.
Washington DC, USA, NORML

１９８５年には、ＴＨＣの一部を抽出して作られた合成カンナビノイド製剤「マリノール」がアメリカ食品薬品局（ＦＤＡ）に承認された。これを使用することで大麻草の使用を抑制していこうという連邦政府の狙いもあったのだが、入手手続きが煩雑な上、天然の大麻よりも効き目が低く、非合法なマリファナよりも高価だったため、一般の使用へとは繋がらなかった。

そして、１９８８年に画期的な発見があった。ＴＨＣが直接作用する受容体が体内で発見されたのだ。この受容体はカンナビノイド受容体タイプ１（ＣＢ１）と命名され、１９９８年には受容体タイプ２（ＣＢ２）の遺伝子が発見された。さらに１９９２年、先

大麻はどんな病気に効果があるのか

中国やインドでは数千年前から大麻の穂を医療に利用してきました。最近の欧米の医療研究でも、古代から言われてきた大麻の効果が再確認され、さらに新しい効果も明らかになってきました。

｛日本の民間薬｝鎮痛、鎮痙、喘息、催眠剤

『不思議によく利く薬草薬木速治療法』1925 年刊より

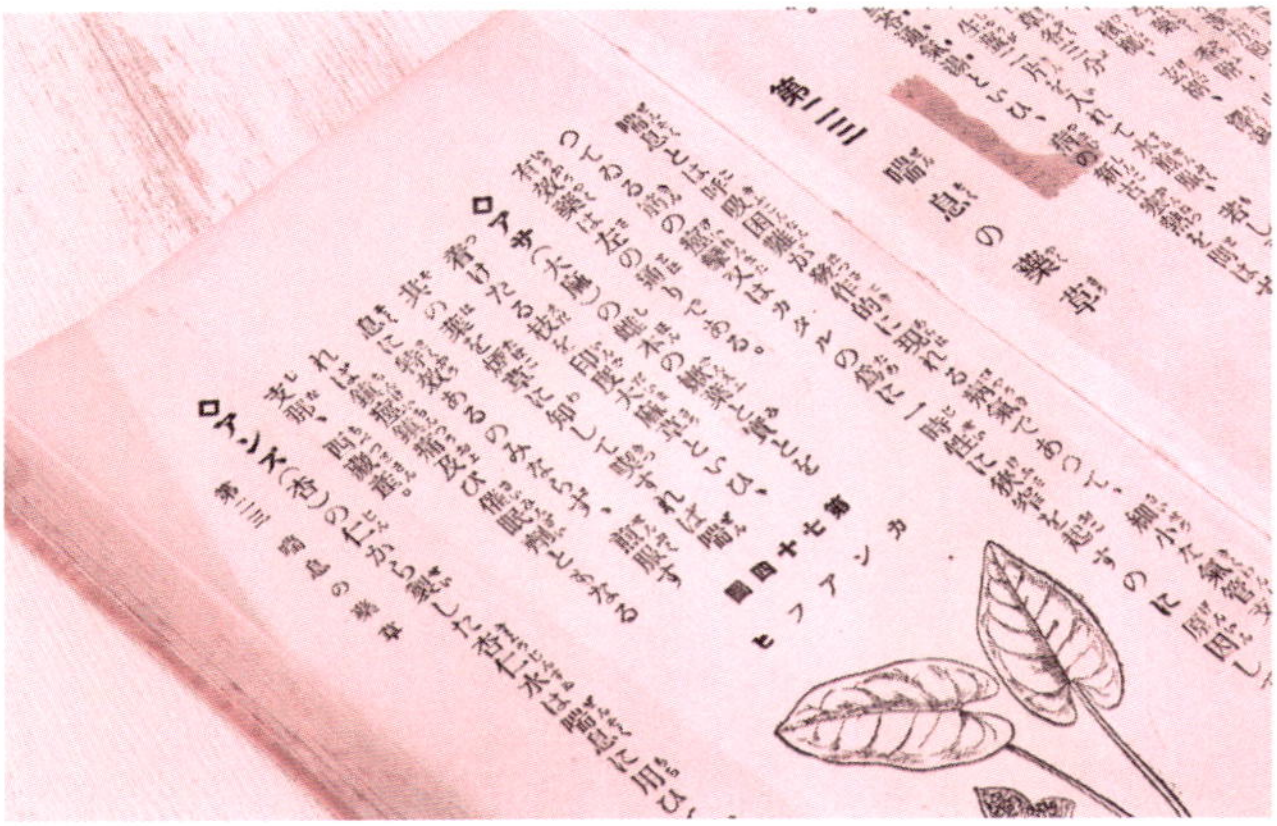

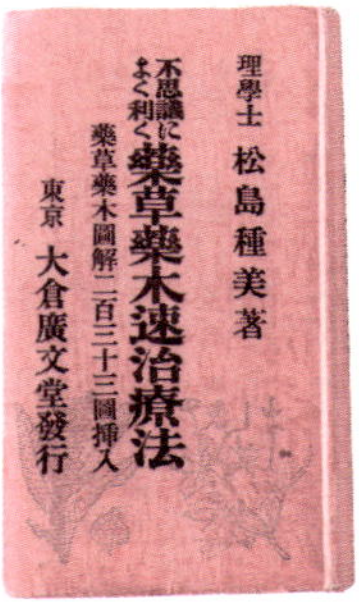

出典：医療大麻を考える会 会報 Vol.4

述のメクラム教授らが、脳内にマリファナ様物質があることを突き止めた。この物質を「脳内内因性カンナビノイド」または「エンドカンナビノイド」と呼ぶ。そして、発見されたエンドカンナビノイドは、サンスクリット語で「至福」を意味する「アーナンダミド」と命名された。

同年、帝京大学の杉浦隆之教授らは、2-アラキドノイルグリセロール（2-AG）を発見した。

これらの発見によって、人間は脳の中でマリファナと同じ成分を分泌していることがわかってきたのである。

受容体の存在と脳内内因性カンナビノイドの発見によって、大麻成分が効くことが科学的に解明された。これにより、医療大麻の研究が飛躍的に進んでゆくことになる。

国際条約は医療大麻を禁止していなかった

日本では医療大麻は大麻取締法第四条によって、厳しく規制されている。

この第四条によって、施術する医師も使用される患者も罰せられる。それと共に、大麻草や天然カンナビノイドを使用した研究や臨床実験も行うこともできないのである。

２０１５年８月と２０１６年３月、参議院荒井議員は国会において、

「アメリカ、欧州では研究がなされ、極めて様々な病気に効くということがわかってきている。しかしわが国では臨床研究すらできない。医療という観点からどのようにお考えか」

という主旨の質問をした。

それに対する厚労省審議官の答弁は次のようなものであった。

「大麻はわが国を含め世界の多くの国で乱用されている薬物のひとつで、国際条約や各国の法律により規制されている。」（「第１８９回参議院経済産業委員会第25号」議事録を参照）

Marijuana Quotes

“俺は断固として大麻を吸い続けるよ。

しょうもない法律には抗議しなきゃね。

――モーガン・フリーマン　俳優

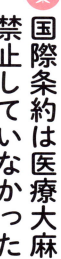

厚労省の言う国際条約は1961年の「麻薬に関する単一条約」などを指している。

しかし、同条約は第2条の5で、「医療上及び学術上の研究（締約国の直接の監督及び管理の下にまたはこれに従って行われる臨床試験を含む）にのみ必要なこれらの薬品の数量については、この限りではない」としており、医療と学術上の研究については禁止から除外している。

また、薬物関連条約の遵守を監視する国連の組織である「国際麻薬統制委員会（INCB）」は、2004年の年次報告で、「1990年代末以降、カナダ、ドイツ、オランダ、スイス、英国、米国など、複数の国で大麻または大麻抽出物の医療的な有効性に関する科学的調査が進められている」と報告し、さらに2009年年次報告では、「医療及び科学研究目的で使用する大麻」として、「数年間にわたり、大麻または大麻抽出物の医療的な有効性に関する科学的研究が複数の国で行われてきた。国際麻薬統制委員会は、これまでの報告書に記載されているとおり、大麻及び大麻抽出物の医療的な有効性に関する健全な科学的研究が実施されることを歓迎し、その研究結果を利用できる場合は、それらを国際麻薬統制委員会、WTO及び国際社会と共有するようすべての関係する政府に求めている」と報告している。これらの報告からわかるように、国際条約の遵守を監視するINCBは、1961年の単一条約が医療と科学研究を禁止しているとはしておらず、逆に、各国における医療研究を歓迎し、その報告を求めているのである。

「世界保健機関（WHO）」も、1997年の「大麻：健康上の観点と研究課題」（厚労省翻訳）で次のように報告している。

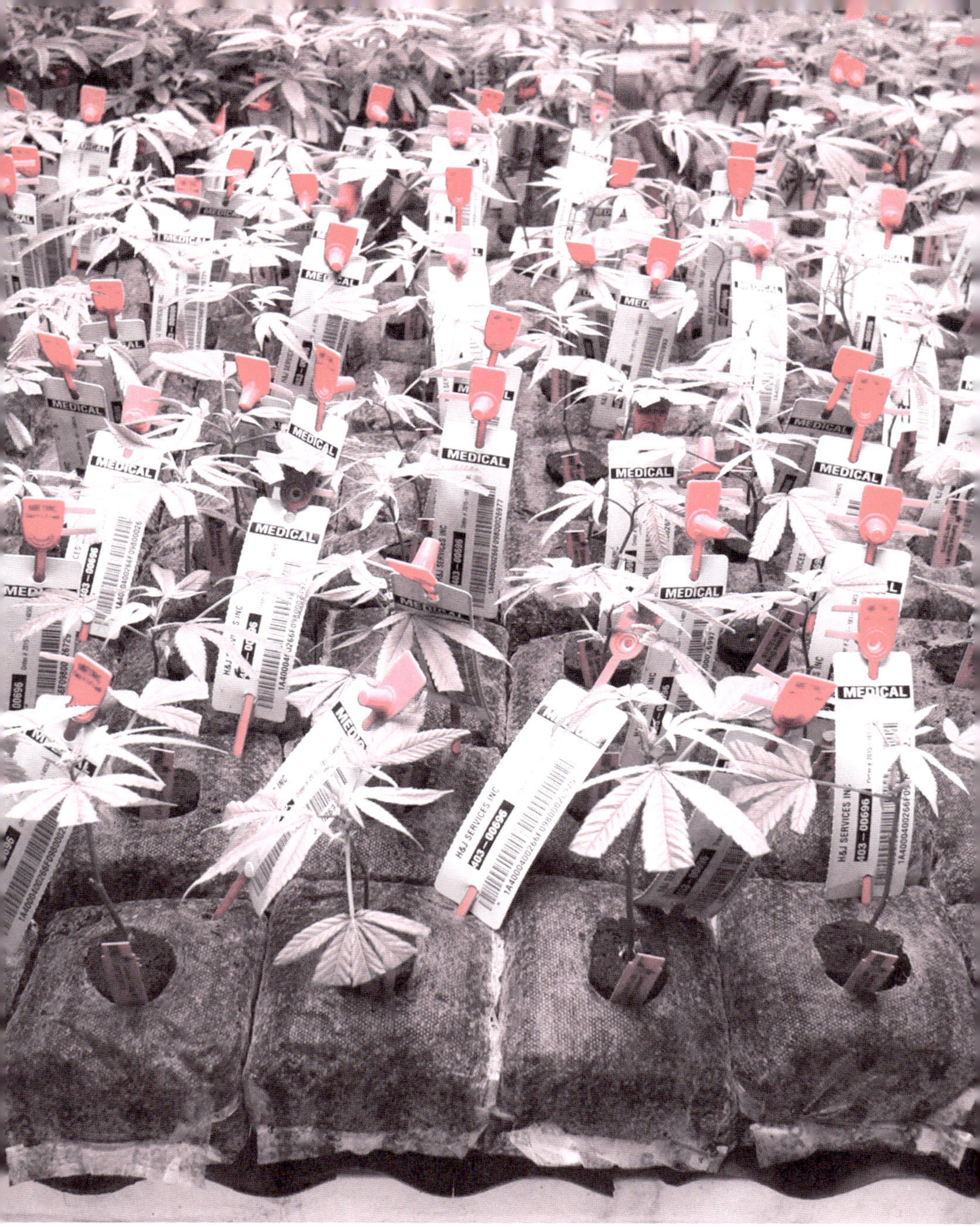

コロラド州の室内栽培ファクトリーでは、大麻草はすべて雌株のクローンから育てる。州の規制で、苗の時に1本1本、個別識別番号を記したタグがつけられ、栽培・収穫・加工・販売までこの識別番号で追跡できる。医療用と嗜好用もタグの色で選別されている。いったん医療用または嗜好用に指定された苗は、途中で使用目的を変更することはできない。 写真／三木直子

「カンナビノイドの治療への適用の可能性は広範囲にわたるが、これは脳と身体の他の部分でカンナビノイド受容体が広範に分布していることを反映している。カンナビノイド受容体にまったく異なるサブタイプが存在することによって、及び、アゴニストまたはブロッカーのいずれであっても、これらの受容体への選択的な結合を可能とする新しい化合物の今後の開発によって、選択的な治療法が多くの病気に導入されるものと思われる」

「カンナビノイドが他の治療にも使用されることから、その有効性についてさらなる基本的な薬理学的、及び、実験的な調査と臨床的な研究を行うべきことが推奨される」

「カンナビノイドの他の治療用途は制御された研究で示されており、喘息と緑内障の治療、抗うつ剤、食欲増進薬、抗けいれん薬としての用途を含んでおり、この分野の研究は続けるべきである」

つまりWHOは報告の中で、「治療への適用の可能性は広範囲にわたる」「人体にはカンナビノイド受容体が広範に分布している」「今後の開発によって、治療法が多くの病気に導入されるものと思われる」との見解を示しているのである。

厚労省はこれまで医療大麻を例外なしに禁止してきたが、1961年の単一条約も、1997年WHO「大麻：健康上の観点と研究課題」も、2009年のINCB報告も、医療使用、臨床研究を禁止していないばかりか、研究成果を国際社会が共有することを推奨しているのである。

このように国際条約では、大麻の医療使用や研究に対しては一度も禁止したことはなく、カンナビノイドなどの科学的な解明がなされつつある現代では、むしろ奨励されているのである。

生薬としての大麻と天然カンナビノイド

大麻は化学薬品ではなく、植物である。そして、遥か昔から、薬草つまり生薬として使われてきた。その薬効の成分は、80種類以上のカンナビノイドであることは既に述べた。しかし、その全てはまだ解明されておらず、研究が世界中で行なわれている。
近年の研究によると、それぞれのカンナビノイドが複合することで、様々な作用を生み出すことがわかってきた。80種類以上のカンナビノイドが、それぞれの濃度や受容体の位置などによって効き方が変わってくる。更に、テルペンと呼ばれる成分も、効能に関わっている。
テルペンは、当初は、精油などから大量に発見された物質で、香りのもとでもある。大麻に含まれるテルペンやフラボノイドもカンナビノイドと相互作用を起こし、さらに複雑な効果を起こすこともわかってきた。これを「アントラージュ効果」という。テルペンが生成される前の物質（前駆体）は、カンナビノイドのそれと同じものであることもわかっている。

Marijuana Quotes

“ドラッグじゃない。葉っぱだ。

——アーノルド・シュワルツネッガー　俳優・政治家

つまり、大麻草の香り自体も、医療効果があるということである。これは大麻草に限ったことではなく、他の植物のテルペンにもいえることであり、いくつかの草花の心地よい香り自体に、薬効があることがわかっている。

生薬である大麻草を利用する場合、「全草利用」が基本だといわれている。カンナビノイドやテルペンなどの複合的な作用によって様々な効能が起こり、体と心を癒してゆく。それが医療大麻の最大の特徴とも言えるだろう。

西洋医学では、ひとつの疾病に対して単体で治療を行なってゆく。血中濃度でその効果を数値化して判断してゆく。がん細胞などを切除したり放射線治療を行なうことで、部位自体に治療を行なう。つまり、一対一の関係である。一方、東洋医学ではひとつの疾病についての因果関係を探り、患者への効果を見極めながら投薬や治療を行う全体的なアプローチ方法といえる。

医療大麻の効果や治療法は、東洋医学的なものだといってよいだろう。そのため、西洋医学的な臨床検査によって、効能を数値化することが難しいのである。

医療大麻は生薬であり、その効能は複数のカンナビノイドやテルペンやフラボノイドによるアントラージュ効果によって、大きな効能を生むのである。

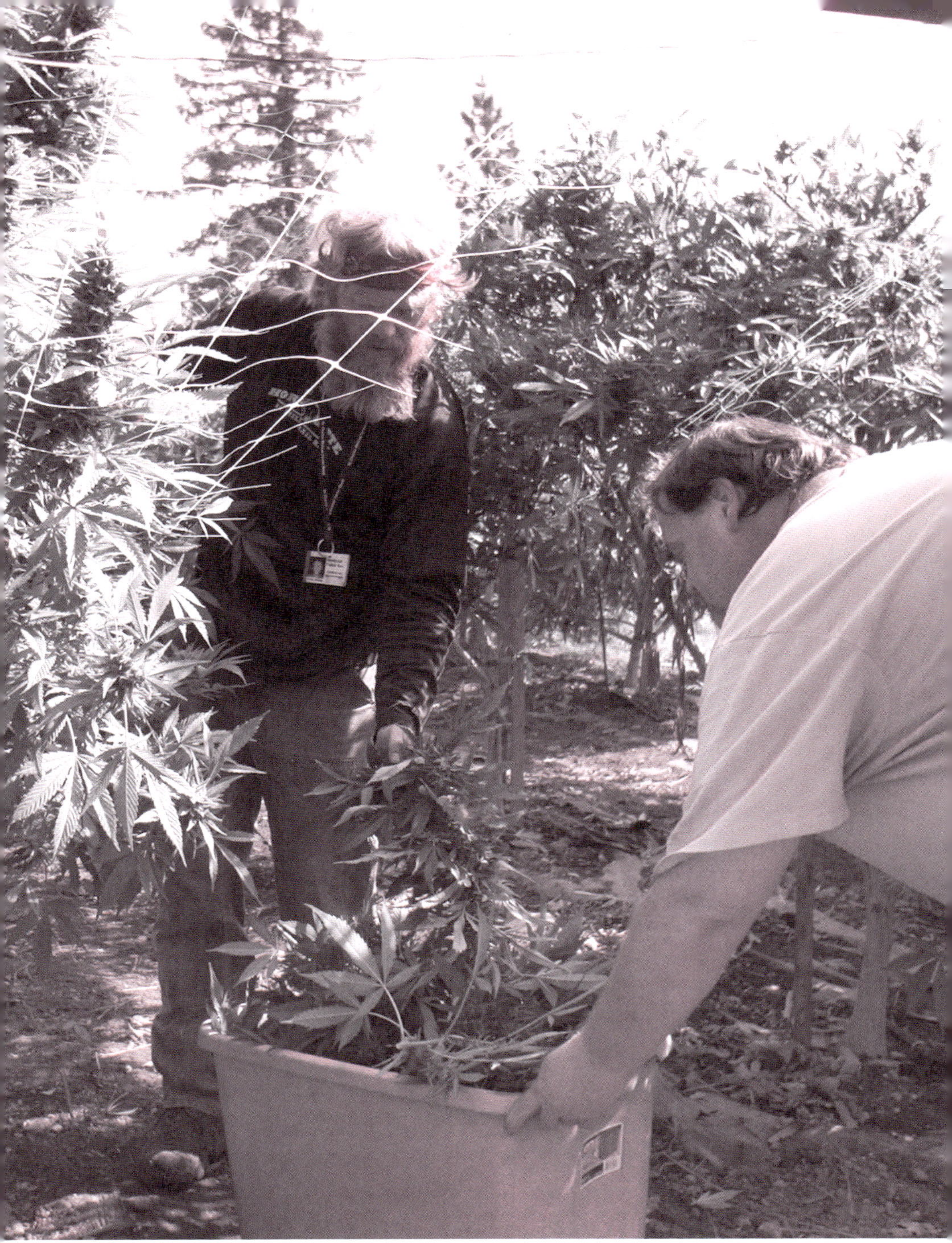

ワシントン州の大麻農園での収穫の様子（10月）。室内栽培のファクトリーも多いが、太陽光で育った屋外栽培のもののほうがより効果が高いと主張する人も多い。写真／三木直子

合成カンナビノイドと危険ドラッグ

合成カンナビノイドというものがある。

1960年代に大麻からTHCを単離することが成功すると、THCの化学式をベースに合成化合した人工カンナビノイドが次々と開発された。HU-210やナビロン（Nabilone）などがそれである。

HU-210はヘブライ大学で開発された合成カンナビノイドで、天然THCの100倍の強さがあるといわれている。ナビロンは制吐や鎮痛（神経因性疼痛）に効果があり一般に施用も行なわれたが、不自然な精神活性作用を引き起こすこともあり、一般にはあまり受け入れられなかった。また、ダイエット効果を狙い、食欲を減退させるリモナバも開発された。この薬品は合成カンナビノイドとは少し違って、体内から分泌される脳内マリファナ・内因性カンナビノイド（エンドカンナビノイド）が受容体と結合して、食欲が増進する働きを阻害するものである。しかし、副作用によるうつ病の発症や自殺未遂の報告が多く、2007年に欧州医薬品庁（EMA）は処方を中止するよう勧告した。そして、アメリカ食品医薬品局（FDA）は治療薬としての許可申請を却下した。カンナビノイドは食欲増進以外にも幸福に感じるなどの精神活性化にも作用している。この作用は、人間が生きてゆくために大切な機能なのである。

もうひとつの主成分であるＣＢＤをベースにした合成ＣＢＤも研究が進められているが、マウスによる実験によると、合成ＣＢＤの場合は天然抽出のＣＢＤと異なり、投与量が一定を超えた時に、治療効果が劇的に増加し、その後急速に減少する。グラフ曲線で見ると釣鐘のように見えるので、これを「ベル型用量反応」と呼ぶ。合成ＣＢＤ単体では、個人の状態によって、いつ、どのくらいの量を投与したらその反応が起きるのかが分からないため、医師は常に患者を観察していなければならず、有効利用への重大な障害になる。

このように、合成カンナビノイドは天然カンナビノイドとは異なる効果を引き起こすのである。

合成カンナビノイドと天然カンナビノイドは、消毒用アルコールとブランデーの違いと同じくらい、まったく違うものだといえる。

さらに２００４年から欧米で、合成ＴＨＣをベースにした合成マリファナ「スパイス」が発売された。当初は、大麻ではないために合法とされていた。しかし、「スパイス」はアメリカでは２０１２年に禁止になった。スパイスの登場以来、合成ＴＨＣの化学式を少しだけ変えて、効き目を強力にした様々な合成薬物が誕生し、日本でも流通されるようになった。これが「危険ドラッ

Marijuana Quotes

“私は今まで半端な知識で大麻を批判してきた。TIME誌には「大麻にはNOを」なんて記事まで書いた。ここに謝罪する。徹底した研究の末、スケジュール1に分類するような物ではないとの結論が出た。私自身も吸ってみたが意見は変わらない。

——サンジェイ・グプタ　神経外科医・ジャーナリスト

グ」である。当初は「脱法ハーブ」と呼ばれたこれら化合物は大麻とは全く異なる物質である。しかし警察やマスコミなどは、合成カンナビノイドをベースにした「危険ドラッグ」と、安全な天然カンナビノイドを含む大麻草を、同類のように扱うケースが多い。それは、大麻についての知識が不足していることからきている。

日本では昔から民間治療に大麻が使用されていた

日本では昔から、大麻草を民間治療に使っていた。

「印度大麻草」という名で、薬局で販売されており、タバコのように喫煙したり、アルコールに漬けてカンナビノイドを抽出した「大麻チンキ」などにして使用していた。

大正14年、薬草を使用した民間療法の書籍、『不思議によく利く薬草薬木速治療法』が刊行された。この本は、民間療法として薬草や薬木など、天然に自生しているものを採取し、有効成分を薬として使用することで、安価な治療法として一般に利用されることを目的とした本である。この中に、以下のように書いてある。

「アサ（大麻）の雌本《しほん》の嫩葉《ごんえふ》と実とを着けたる枝を印度大麻草といひ、其の葉を煙草に知《わ》して喫すれば喘息に特効あるのみならず、煎服すれば鎮痙鎮痛及び催眠剤ともなる。支那、西蔵《チベット》産」（注・嫩

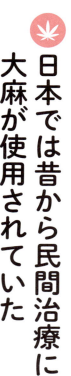

葉とはどんよう、つまり若葉のこと）
雌株の葉と種のつく「花穂《かすい》」と呼ばれる部位には、カンナビノイドが豊富に含まれ、この部分を医療用に使用する。そして、印度大麻草とは、大麻の花穂のことを指す。医薬品として施用されたものとは別に、民間療法として、大麻草の花穂を喫煙したり煎じて飲んだりする民間療法が存在していたのである。
日本では大麻草の繊維や種を利用しただけで、花穂を喫煙する習慣はなかったという説があるが、実際にはタバコの代用品にしたり、民間療法として利用されていたのである。

世界三大古典医療で大麻は４０００年以上前から使われている

アーユルヴェーダや中医学、ユナニ医学では、昔から大麻を施用してきた。それは、今まで述べてきたように、様々ある薬草のひとつとして用いられてきたものであり、なにも特別な物質ではない。

アーユルヴェーダ発祥の地は、南インドのケララ州周辺であり、広大なジャングルを擁している。その中で、数多くの薬草が自生している。これらを使用

Marijuana Quotes

“国民の大麻に対する意識は確実に変わってきてるよ。
州政府は大麻使用のルール策定に柔軟に取り組んでるしね。
——エドワード・ノートン　俳優

して紀元前から医療を行っており、口伝として脈々と引き継がれているアーユルヴェーダは、ゆっくりと進化しながら現代に引き継がれている。取材旅行の際に、アーユルヴェーダ医師として代々施術を行っているドクター・クマリに話を伺った。

ドクターはトリバンドラムで代々大きなクリニックを営んでいるほかに、アメリカでもクリニックを経営している。近年の医療大麻合法化の動きも当然知っており、アメリカのクリニックでは、大麻をアーユルヴェーダに取り入れている。

アーユルヴェーダでは、主に喫煙によって施術を行うが、その他にも服用したり、お香のように焚いたりして使用する。また、カンナビノイドを含有したアーユルヴェーダの薬品も、多く存在する。

ドクターは医療大麻について語った。

「アーユルヴェーダでは昔から大麻を使用します。現在でも民間では使用しているようですが、多くの手続きが必要なため、実際に施術する医師はほとんどいません。しかしアメリカの私のクリニックでは、使用しています。大麻は特別なものではなく、多くある薬草のひとつに過ぎません。そして大麻は、様々な疾病に効果があるオールマイティな薬草であり大変重宝されています。しかしそれは、スペシャルなものではありません。大麻は万病に効果がありますが、それぞれの疾病にはそれぞれ特効のある薬草があるのです。大麻のもっとも顕著な効能は、他の薬草などをアシストし、その効果を引き上げるという点です」

アーユルヴェーダ同様に西洋医学も十分に知っているドクターの話を聞いていくうちに、医療大麻とは新しく誕生した特別なものではなく、昔から存在していた薬草に過ぎないことを改めて実感した。そして、なによりも、「すべての薬草をアシストする」という効能が、大麻の特性をよくあらわしている。

大麻は麻薬ではない。大麻はハーブであり、太古の昔から人類が使ってきたごく一般的な薬草なのである。医療大麻を知る上で、この認識は、大変重要である。そして、20世紀以降に大麻草を禁止してきた根本原因は極めて政治的な理由であり、そのことにより大麻についての誤った情報が１００年に渡って流され続けているという事実を知ってほしい。それは、特に日本で医療大麻を理解する上で、大変重要だ。偏見を捨てて、薬草のひとつとして大麻を見てほしいのである。

「アーユルヴェーダでは、その時代によって重宝される薬草の種類が変わってきます。大麻は今まで、アーユルヴェーダの中では特別なものではありませんでした。しかし、心の問題や様々な社会のひずみの中で引き起こされる疾病に対し、大麻の使用は大変重要です。21世紀は、大麻が重要な薬草としてスポットライトを浴びる時代なのだと思います」

静かに語るドクター・クマリの最後の言葉は、医療大麻の時代の幕開けを実感させるものだった。

Marijuana Quotes

“知ってほしい。大麻のおかげで飲酒も減らせたし、
私の人生も変わったわ。

——レディ・ガガ　シンガー

（出典）著名人の大麻にまつわる発言まとめ（matome.naver.jp）、有名人の大麻にまつわる発言集（togetter.com）

第2章

医療大麻は本当にがんに効くのか

医療大麻はがんに効くといわれますが、その医学的根拠はなんでしょう。どのような効果があり、リスクはないのでしょうか。医師のなかには、医療大麻の効果を否定する人がいることも事実です。

そこで、「山本正光医療大麻裁判」を支援した「NPO法人　医療大麻を考える会」のメンバー、福田一典医師が裁判に提出した意見書を基にして、医療

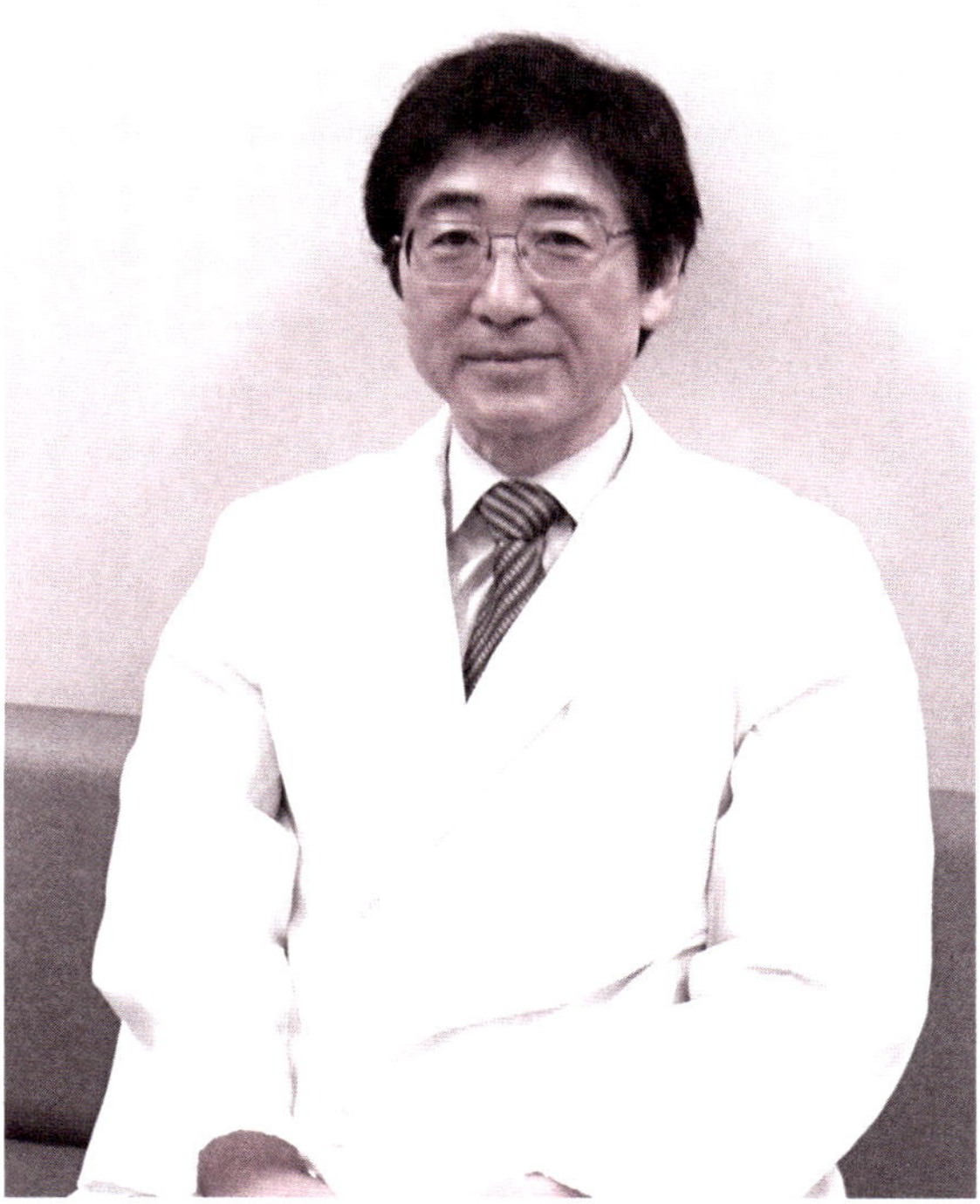

大麻は本当にがんに効くのか考えてみましょう。

●医学博士
福田 一典（ふくだ・かずのり）

昭和28年福岡県生まれ。昭和53年熊本大学医学部卒業。

熊本大学医学部第一外科、鹿児島県出水市立病院外科勤務を経て、昭和56年から平成4年まで久留米大学医学部第一病理学教室助手。その間、北海道大学医学部第一生化学教室（昭和59年～60年）とアメリカ バーモント（Vermont）大学医学部生化学教室（昭和63年～平成3年）に留学し、がんの分子生物学的研究を行なう。

平成4年から株式会社ツムラ 中央研究所部長として漢方薬理の研究に従事。

平成7年から 国立がんセンター研究所　がん予防研究部　第一次予防研究室室長として、がん予防のメカニズムおよび漢方薬を用いたがん予防の研究を行なう。

平成10年4月から平成14年3月まで岐阜大学医学部東洋医学講座の助教授として、東洋医学の臨床および研究や教育に従事。

平成14年5月に銀座東京クリニックを開設し、がんの漢方治療と補完・代替医療を実践している。

山本医療大麻裁判をご存じだろうか

山本正光さんという男性がいた。次章で詳しく述べるが、彼は横浜のフランス料理チェーンの総料理長として30年間真面目に働き、奥さんと二人の息子を立派に育て上げた。しかし末期の肝臓がんを患い、56歳だった2014年の秋、もう行うべき効果的な方法はないと医師に告げられ、病院での治療は終了した。宣告された余命は、6か月から1年だった。

彼は、自分の命を救える方法は無いのか、調査を開始する。

インターネットで検索したところ、大麻草についての記事が数多くヒットした。多くはアメリカの情報だったが、日本のサイトでも紹介されていた。

「がん治療には大麻草が有効である」

「大麻草から薬効成分を抽出したオイルが高い効果を生む」

「てんかんや免疫障害などにも効果があるようだ」

インターネットに出てくる情報は、まるで夢のようだった。さっそく彼は種を入手し、自宅で栽培を始めた。数か月後に収穫した大麻草を乾燥させて、パイプに詰めて火をつけた。とたんに、痛みがスーっと消えて食欲がでてきた。ふさぎ込んでいた気分は晴れて、その晩は久しぶりにゆっくりと睡眠をとることができた。それはまさに、「人間らしい生活」だった。発病以来忘れていた、上質な時間だった。

しかしその半年後、山本さんは大麻所持と栽培によって逮捕されてしまった。

「余命宣告された末期がん患者が、誰にも迷惑をかけずに、自分の治療の為に大麻を医療目的で使用することは罪なのか」

山本さんはこのように主張し、半年に及ぶ、日本で初めての実質的な医療用大麻を巡る裁判が始まった。「山本正光医療大麻裁判」である。

末期がん患者が選択肢のひとつとして医療用に大麻を使用できないのはおかしい

裁判に臨むにあたり、多くの支援者が現れた。その中心となったのが、本書の監修も行っている「NPO法人　医療大麻を考える会」（代表・前田耕一）である。そして、同会のメンバーに福田医師もいた。福田医師は、会の要請により山本氏への聞き取りやカルテなどの資料を精査し、医学的な見地からの意見書を提出した。それがこの章のベースとなっている。

福田先生は、プロフィールを読んで頂くと詳しいが、国立がんセンターを経て、現在は東京銀座のクリニックで、がんの漢方治療と補完・代替医療を実践している。医療用の大麻にも詳しく、『医療大麻の真実』（明窓出版）という著書も出版している。

その後、証人として証言台についた福田医師の大きな主張はひとつ。「末期患者が選択肢のひとつとして医療用に大麻を使用できないのはおかしい」ということだった。

山本さんの逮捕後に提出された逮捕前のカルテや逮捕後の山本さん本人からの聞き取り、そして、世界中で発表されている数多くの論文なども示しながら書かれた福田医師の意見書を読むと、もしも自分自身が、あるいは家族が同じ状況だったとしたら、果たしてどのように感じるかという問題が、ダイレクトに浮かび上がってくる。

そこでこの章では、山本医療大麻裁判で証拠として採用された福田医師の「意見書」を抜粋し、わかりやすく記してみる。

山本氏の病状

山本氏の病状は、C型ウイルス性肝炎の終末状態といえる「肝硬変＋肝臓がん」の状態であり、有効な治療法が無い末期がん患者である。肝硬変は肝臓における慢性炎症の結果として線維化が進行し、肝臓の機能が低下する。

逮捕後の山本さんの血液検査のデータをみると、肝機能の指標であるアルブミン値（2・5～3・

2g／dl）、コリンエステラーゼ値（80～100 IU／L）、血小板数（6～8万／μl）の低下や、血清アンモニア値の上昇を認め、正常人の肝機能の3割程度に低下していると推定され、肝不全の一歩手前の状況である。

さらに、肝臓内には肝臓がんが複数存在しており、これらが現状の数倍に増大すると致命的になる。通常、肝臓がんの倍加時間（体積が2倍になる時間）は数ヶ月（1～4か月程度で個々の腫瘍により異なる）であるので、がん細胞の増殖を抑えることができなければ、余命が半年から1年程度というのが、常識的な判断である。

肝硬変による肝機能の低下は食欲低下や倦怠感の原因となる。進行したがんは疼痛を初めとした様々な苦痛を引き起こす。

以上より、山本氏の現在の病状の重篤度は極めて高く、苦痛も極めて深刻なレベルと判断できる。

現代医療の限界

2015年の国立研究開発法人国立がん研究センターのデータによると、日本における1年間のがん発生数は約98万人で、がん死亡数は約37万人である。すなわち、がんと診断された人の4割くらいが数年以内に亡くなっている。肝臓がんによる死亡数は、肺がん、大腸がん、胃がん、膵臓がんに次いで第5位に位置し、2015年の肝臓がんによる死亡数は2万8900人である。

肝臓がんは特に生存率の低いがんとして認識されている。

国立がん研究センターががんの部位別の10年生存率を集計して公表している。それによると、がん全体の5年生存率は63・1%で10年生存率は58・2%であった。全がんの統計では、10年生存率は5年生存率より4・9ポイント低いのみである。一方、肝臓がんの生存率は、1年（73・2%）、5年（32・2%）、10年（15・3%）と時間の経過とともに生存率の低下が顕著である。

C型ウイルス性肝炎では、慢性肝炎から肝硬変に進行し、肝硬変から肝臓がんが発生する。この状態では、肝臓全体が発がんしやすい状態になっているので、最初のがんを治療しても次のがんが発生するため、生存率は年数とともに低下する。

つまり、C型ウイルス性肝炎から肝臓がんと診断されたら、一般的には10年以上は生存することが困難な疾患である。

現代医療は、肝臓がん患者の延命に多少の効果を有するが、治すことはできないのが実情である。

山本氏には他に選びうる手段がない

山本氏の裁判中、2016年4月の病状（進行した肝硬変と肝臓がん）では、有効な治療法は無い。

動脈塞栓やラジオ波などによる局所療法は、がん細胞を死滅させることができるので、延命効果はあるが、肝臓がんは肝臓全体に発生する疾患であるため、根治治療にはなり得ない。

抗がん剤治療が試されているが、肝臓がんは抗がん剤が効きにくいがんであって、症状の改善や延命効果において、有効性が確立されたものはまだ無い。他に治療法がないので、仕方なく実施しているのが実情である。

進行した肝硬変＋肝臓がんに対して、現代医療は無力である。

医療大麻と人権

最近の研究によって、大麻をがん治療に使う医学的根拠は十分にある。

それに加え、大麻の副作用（毒性）は抗がん剤やモルヒネに比べて格段に低いことは明らかであり、アルコールやタバコやカフェインより安全性が高いことも証明されている。

日本で、がん治療において、抗がん剤やモルヒネが認められて、医療大麻が認められないという現状に関しては、医学的根拠も正当性も何もない。

アメリカやカナダやヨーロッパの国々は、「がん治療に大麻を利用する」方向に動いている。

このようながん治療に大麻を使用する医学的根拠が確立された中で、「自分の病気の治療に大麻を自己使用する」ことを規制する薬物取締は人権の観点から違法であるという指摘がある。

大麻の作用メカニズム

カンナビノイドは体の中の細胞膜に存在する受容体に結合することによって様々な薬効を発揮する。

1964年に大麻の精神活性作用の原因成分としてデルタ9-テトラヒドロカンナビノール（THC）が分離された。そして、1988年にTHCが直接作用する受容体が発見され、カンナビノイド受容体タイプ1（CB1）と命名された。さらに、数年後にタイプ2の受容体（CB2）の遺伝子が発見された。

CB1は主に中枢神経系のシナプス（神経細胞間の接合部）や感覚神経の末端部分に存在する。筋肉組織や肝臓や脂肪組織など非神経系の組織にも広く分布している。

CB2は主に免疫系の細胞に発現しているが、他の多くの細胞にも発現している。

がん治療における大麻製剤やカンナビノイド製剤の効果は大きくふたつに分けられる。症状の緩和と抗がん作用である。

がん患者の症状を緩和する作用として、食欲を増進し、体重減少を抑制し、抑うつ状態を軽減して気分を楽にする作用がある。抗がん剤治療における吐き気や嘔吐の抑制や痛みを和らげる効果もある。

しかも、副作用はほとんど無い。また、カンナビノイドには直接的な抗がん作用が報告されている。

その作用機序は極めて多彩であり、ひとつの作用機序ではなく、複数の作用機序で総合的に抗がん効果を示すと考えるのが妥当である。

抗がん作用として、がん細胞の増殖抑制、アポトーシス（個体をより良い状態に保つために積極的に細胞死を引き起こす管理・調節プログラム）の誘導、転移や浸潤の抑制、血管新生の阻害などが報告されている。

その作用メカニズムとして、がん細胞の増殖シグナル伝達を阻害する作用、細胞周期を停止させる作用、小胞体ストレスを誘導してオートファジー（生体の恒常性維持するために細胞内のタンパク質を分解する仕組みのひとつ）を亢進して細胞死を引き起こす作用など多くの報告がある。

医療大麻使用の正当性を裏付ける世界的研究

アメリカではがんの研究が続けられているが、大麻とがんについても医学的な研究が公的医療研究機関で進められている
アメリカ合衆国の国立衛生研究所（ＮＩＨ：National Institute of Health）に属する「アメリカ国立がん研究所（ＮＣＩ：National Cancer Institute)」は世界最大かつ最新の包括的ながん情報を、イ

ンターネットおよび書籍として配信している。「がん情報ＰＤＱ（Physician Data Query）」は、大麻についても最新の情報を提供している。
Cannabis and Cannabinoids―for health professionals（大麻とカンナビノイド―医療従事者向け）で、その概要（OVERVIEW）を以下のようにまとめている。

大麻は数千年もの間、医療目的で使用されてきた。

連邦法では、大麻の所持は許可された研究目的以外ではアメリカ合衆国では違法である。しかしながら、合衆国内の多くの州や領地（準州）やコロンビア特別区では、大麻の医療使用を合法化する法律が制定されている。

アメリカ合衆国食品医薬品局（ＦＤＡ）は、がんやその他多くの疾患の治療に大麻を使用することを承認していない。

カンナビノイドと呼ばれる大麻の化学成分は、体中に存在する複数のカンナビノイドに特異的に作用する受容体を活性化して、特に中枢神経系と免疫系において様々な薬理作用を発揮する。

ドロナビノールやナビロンのような市販されているカンナビノイド製剤は、がん関連の副作用の治療薬として承認されている。

カンナビノイドはがん関連の副作用の治療において有益である可能性がある。

「アメリカ国立がん研究所」は医療大麻の臨床研究を進めるべきだと認めている

アメリカでは大麻の医療使用が連邦法で禁止されているので、まだ大規模な前向きコホート研究（分析疫学のひとつ。要因と疾病発生の関連を調べる観察的研究）は行われていない。

しかし、今までの小規模な臨床試験の結果をみても、がん治療に大麻を使用するメリットがあることを、がん治療に関して世界で最も信頼性と権威のあるふたつの団体「アメリカ国立がん研究所」と「アメリカがん協会ＡＣＳ」が公式に認めている。

がん治療における日本の医療は、ほとんどアメリカの医療を追随しており、日本で大麻が認められていないとしても、アメリカにおける医療大麻の現状を否定することはできない。

がん以外の疾患で、慢性疼痛などに対する有用性については、「アメリカ医師会（ＡＭＡ）」が発行している雑誌『The Journal of the American Medical Association（略称ＪＡＭＡ）』に度々掲載されている。この雑誌は「アメリカ医師会」によって年に48回発行されている国際的な査読性を持つ医学雑誌である。

その中に「Medical Marijuana for Treatment of Chronic Pain and Other Medical and Psychiatric Problems: A Clinical Review.」という論文がある。著者はハーバード大学医学部の精神科の講師で、

薬物中毒や依存の専門家である。その結論の部分は以下のようになっている。

慢性疼痛と神経障害性疼痛と多発性硬化症による痙縮に対する大麻の使用は、高度に質の高い証拠によって支持されている。

325人の患者を対象とした6件の臨床試験において慢性疼痛に対する効果が検討され、396人の患者を対象とした6件の臨床試験では神経障害性疼痛に対する効果が検討され、1600人の患者を対象とした12件の臨床試験では多発性硬化症に焦点をあてた検討が行われた。

これらの臨床試験の幾つかはポジティブな結果を示し、大麻やカンナビノイドがこれらの疾患に有効であることを示した。

以上のように、大麻に医療効果があることは、すでに世界の医学の常識になっている。

医療大麻の有害性の程度

大麻にも有害性があって当然。しかし効果の方がはるかに大きい。

医薬品は基本的に毒性を有し、副作用のリスクを伴うものである。抗がん剤のように毒性の強いものでも医薬品として認められている。

大麻に医療効果（薬効）がある以上、副作用や有害作用があるのは当然である。医薬品で有害作用が無いものは皆無である。

医薬品はすべて副作用があることを前提に、毒性（副作用）より効果が勝ると判断される時、治療に使われる。したがって、有害性があるからという理由で、医療大麻の使用を禁じる法律が合法であるというのは不合理である。

リスクを伴うということで犯罪化する必要があるのであれば、我々はアルコールもタバコも自動車もその使用を非合法化しなければならない。

大麻の有害性に関する最近の医学的見解

①大麻には致死量が無い

薬物は、効果を発揮する用量（薬効量）と死亡する用量（致死量）の差が大きいほど安全性が高いと言える。例えば、抗がん剤は安全域が極めて狭く、もし通常投与量の10倍を間違って投与すれば、ほとんどの患者は副作用で死ぬ。

大麻を過剰に摂取しても死ぬことはないと言われている。実際にテトラヒドロカンナビノール（ＴＨＣ）の致死量を検討した動物実験でも、ＴＨＣの致死量が極めて高いことが報告されている。

大麻の過剰摂取による死亡例は今まで報告がないと言われている。大麻を喫煙した場合、致死量に達する量の100分の1以下の摂取量で眠ってしまうため、大麻の過剰摂取で死ぬことはあり得ないと考えられている。

②麻の依存性はカフェインより弱い

依存性（薬の使用を止められない状態になること）の強さは、強い方からニコチン、ヘロイン、コカイン、アルコール、カフェイン、マリファナの順番になっている。

離脱症状（連用している薬物を完全に断った時に禁断症状が現れることで、身体依存を意味する）もこれらの中でマリファナが最も弱く、カフェインよりも離脱症状は弱いと薬物乱用の専門家は評価している。つまり、大麻は酒やタバコやコーヒーより中毒になりにくいことは医学的に証明されている。

患者の権利を否定することはできない

1990年代以降にカンナビノイドに対する受容体や内因性カンナビノイド・システムが発見されてから、大麻は薬学や医学の研究対象になっている。

最近の多くの研究によって、医療大麻ががんを含めて多くの疾患の治療に有効あるいは有益であることが証明され、アメリカやカナダや欧州の多くの国においてその使用が許可されている。

たとえ大麻に有害性があったとしても、「大麻の有害性」の理屈は医療目的の場合は禁止をする理由として適用できないことは明らかである。

医薬品は基本的に毒性を有し、副作用のリスクを伴うものである。

抗がん剤のように毒薬や劇薬に分類される毒性の強いものでも医薬品として認められている。少なくとも、大麻が抗がん剤やモルヒネやアルコールやタバコよりも有害性が低いことは近年の研究で明らかになっている。

もし司法や行政（厚労省）が有害性を根拠に大麻の医療使用を認めないのであれば、抗がん剤やモルヒネの使用を認める根拠も無くなる。

そもそも、「医療大麻」は医学領域の問題であり、行政や司法が介入するべき根拠は無い。世界医師会の患者の権利を示したリスボン宣言でも、その序文に「法律、政府の措置、あるいは他のいかなる行政や慣例であろうとも、患者の権利を否定する場合には、医師はこの権利を保障ないし回復させる適切な手段を講じるべきである」と宣言している。

すなわち、大麻の医療使用を禁止している大麻取締法第四条は基本的人権を侵害していると医学的根拠をもって断言できる。

〔結論1〕

大麻に医療効果（薬効）がある以上、副作用があるのは当然である。

リスクを伴うということで犯罪化する必要があるのであれば、アルコールもタバコも抗がん剤も自動車もその使用を非合法化しなければならない。

結論2

「医療大麻」は医学領域の問題であり、行政や司法が介入するべき根拠は無い。

大麻の医療使用を禁止している大麻取締法第四条は基本的人権を侵害していると医学的根拠をもって断言できる。

第3章

医療大麻の治療を選択した末期がん患者

２０１５年12月、都内で50代の男性、山本正光氏が大麻所持で逮捕されました。

彼は14年の秋に肝臓がんで、余命６か月と診断された末期がん患者でした。

逮捕は抗がん剤、放射線治療など、あらゆる治療を受けましたが悪化する一方であるため、医療大麻を使用したところ、劇的に改善した、そんな矢先の出来事です。

つまり、大麻取締法とい

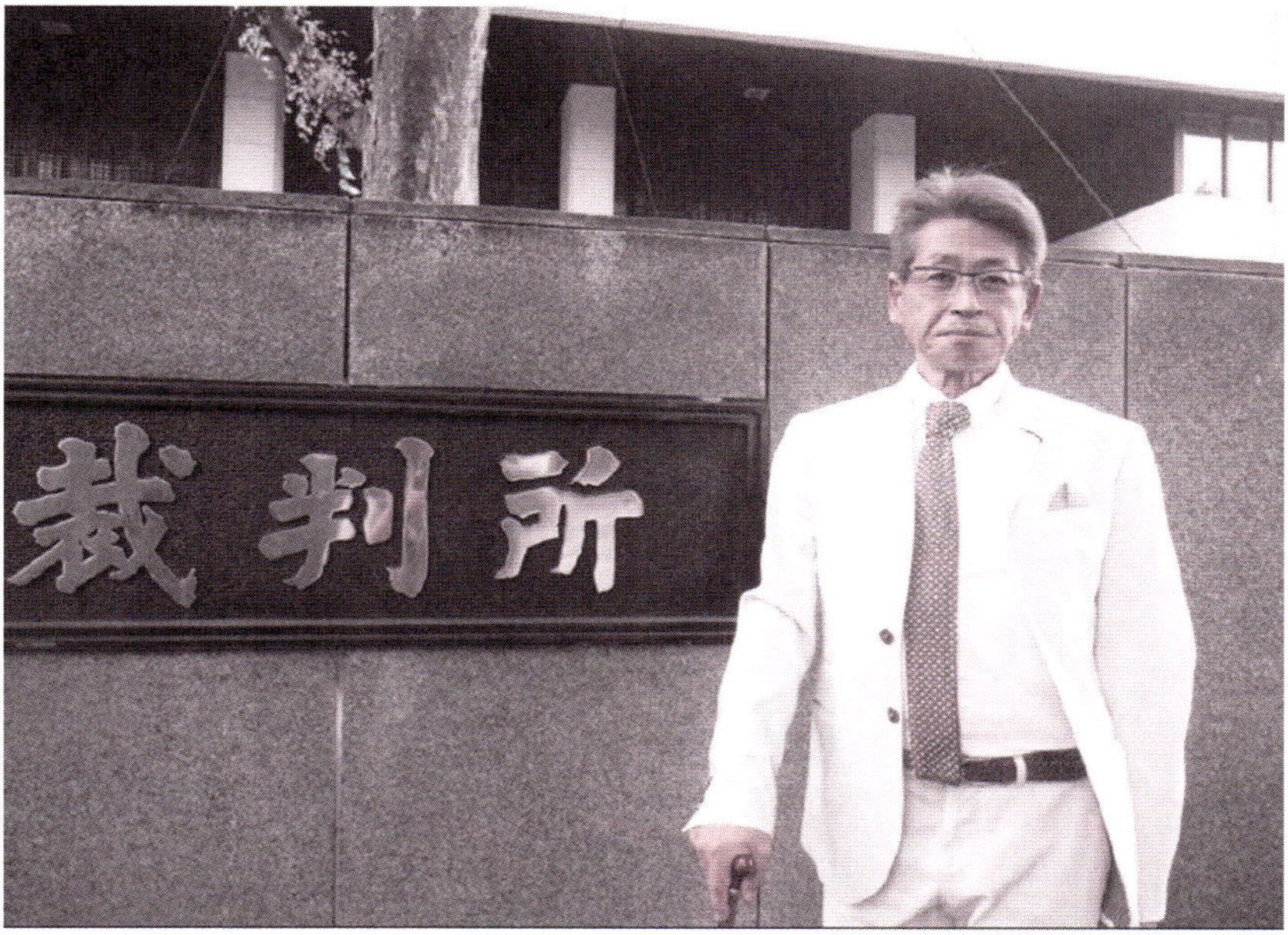

2016年6月6日。東京地方裁判所での第3回公判に臨む、山本正光氏。この時すでに、杖をついての入廷となったが、裁判の際にはいつも、スーツにネクタイを着用し、きちんとした服装で法廷に向かった。青が好きだった山本さんは、いつも青系のスーツとタイで、ダンディにきめていた。「正々堂々と敬意をもって臨まなくちゃね」というのが彼のいつもの言葉だった。

う高い壁が彼のがん治療を阻んだのでした。

日本国内で大麻を使用することは違法です。

「もしも自分が逮捕されたら、家族も巻き込まれるだろう。息子たちの将来にも影響が及ぶかもしれない」

山本さんは何日もの間、悩み続けました。

山本さんの半生を通して、医療大麻を使用するとはどういうことか、そのリアルな姿を見つめてみましょう。

末期がん患者・山本正光

2015年、秋。

都内で行われた医療大麻啓蒙イベントの中に、山本さんの姿があった。

「僕は余命半年の末期がん患者なんだけど、そんな気が全然しないんだよね」

そう言いながら元気に笑う彼は、本当に余命宣告を受けた人物とは思えなかった。

山本さんはこの年の春から、医療大麻についての勉強会や啓蒙イベントなどに参加する傍ら、様々な末期がん患者や難病患者のグループにコンタクトしては情報収集をするなど、精力的に活動していた。

「NPO法人医療大麻を考える会」の勉強会にも参加しており、大麻草とがん治療について、メンバーたちと意見交換をしていた。彼の知識は驚くほど深く、質問内容も実践的なものばかりだった。大きな声でよくしゃべり、よく笑う人物だった。

彼が大麻所持で逮捕されたのは、それから3か月後。路上での職務質問がきっかけだった。

生い立ち

山本正光さんは、昭和33年3月14日に生まれた。都内の洋食屋の息子として育ち、学校へ真面目に通っていたが、奔放な日々を送っていた。仲間とバイクで走ることが大好きだった彼は、20代のはじめにはオートバイ事故をおこし大量の輸血を受ける大けがをしたこともあった。しかし、彼の周りには友達も多く、両親も優しかった。

そんな両親の間で育った山本さんに大きな転機が訪れたのは、大学生の時だった。日本中が少しずつ変わろうとしていた１９７０年代半ば、昔ながらの洋食屋からのステップアップを考えていたオーナー兼コックの父親は、大きな借金をして店を改装した。しかし経営は思わしくなく、父親からはいつしか笑顔が消えていった。

ある日、いつものように大学から帰宅すると、母親が玄関先の廊下に立ちすくんでいた。

「正光。父さんが」

母親がそう言うと、両親の部屋の方に目をやった。蒼白の母親の表情に異変を感じて扉を開けると、とっさに母親に叫んだ。

「俺の部屋に行ってて！」

母親を自分の部屋に押し込むと、再び父のいる部屋に戻った。

父親は、梁に掛けたロープを首にかけ、だらしなくぶら下がっていた。首つり自殺だった。

何か大きなズタ袋のように空中に浮いている、変わり果てた姿の父親がそこにいた。首にかかったロープはきつく締り、顔面は紫色に変色している。舌べろを長く出し、眼球は大きく飛び出て、脱糞していた。父親の後ろに回り、重いからだを抱えながらようやくおろすと、父親を抱えながらバランスを崩し、尻もちをついてしまった。飛び出した眼球がとにかく怖くて手を添えて目を閉じた。その後のことはよく覚えていない。いや、自分の記憶から消してしまったようだった。

父親が亡くなったあとに残ったのは、自分と母親と多額の借金だった。

山本さんは大学を辞め、父親の替りに厨房に立つことになった。必死に働いた。必死に借金を返し続けた。それは、今までとは真逆の生活だった。文字通り、死にもの狂いで働いた結果、借金はすべて完済した。

完済した日、母親は山本さんの前に正座し、深々と頭を下げた。

「ありがとうございます。もう、これからは自由に好きなところに行きなさい」

母親の言葉は何か他人行儀な不思議な感じに聞こえた。借金を返済していた日々が、一気に遠い昔のように感じた。

数日後、山本さんは生まれ育った街を出て、横浜へ向かった。そこには若いころに知り合った仲間たちがいた。昔は対立していたグループのメンバーたちだったが、彼らも社会人となり、今では気心もしれている。

彼らの口利きで、横浜のレストラン・バーの住み込み店長としての生活がはじまった。知らない街での気ままな生活の中で、持ち前の料理好きが高じて、フランス料理にのめり込んでいった。お金を貯めてはフランスに留学し、貪欲に料理の勉強していった。そして、横浜のあるフレンチ・レストランの総料理長として腕を振るうようになった。よく働き、よく遊んだ。酒もよく飲み、よく笑った。30代から40代は、とにかくよく働いた。そして、若くて可愛らしい奥さんをもらい、二人の男の子にも恵まれた。

そんな日々の中、C型肝炎を発症する。20代の事故で受けた大量輸血が原因だった。しかし、多くの日本人がそうするように、山本さんも体調よりも仕事を優先していた。離婚もして息子たちとも別居してしまったが、とにかくがむしゃらに働いた。フランス料理の研究も怠らなかった。店も大きくなり、数十人を従える総料理長として、50代になった山本さんは、人生を謳歌していた。

肝臓がんを発症

そんな矢先、病院の検診で異変がみつかった。肝硬変だった。2010年。インターフェロンによる治療を始めたが思わしくなく、その後、2013年には肝細胞がんが見つかった。同年9月には肝動脈塞栓術（ＴＡＥ）を受け、積極的に西洋医学による最新治療を取り入れていった。

発見当初は、早めの治療と最新医療で何とかなると思っていた。周囲もそんな反応だった。しかし、どれを受けてもだめだ、だめだ、だめだ。そんな結果が続いた。

２０１４年2月にラジオ波焼灼療法（ＲＦＡ）を受けた。しかし、これも効果が思わしくなかった。この病院では既にやるべき処置は行ったという結論が出た。

そして２０１４年４月、山本さんは別の病院に転院する。8月26日、移転先の病院で肝動脈化学塞栓療法の手術を行った。これは、がん細胞へつながる血液の供給を少なくして、がん細胞を死滅させるための手術である。

これが最後の望みだった。それと同時に、抗悪性腫瘍剤であるネクサバールの投与も行った。この薬によって、皮膚は固くなり酷い炎症をおこし、嘔吐や下痢、血圧上昇などの強い副作用を引き起こした。しかし、症状は一向に改善されず、悪化する一方だった。10月14日の肝臓がん腫瘍マーカーであるＡＦＰ、ＰＩＶＫＡの数値は、ＡＦＰが１１４４１・３、ＰＩＶＫＡが７５０００以上という異常に高い数値となっていた。

そして２０１４年10月21日。主治医から、手の施しようがなく、あと6か月から1年との余命宣告を受ける。

余命宣告を受けた瞬間、世界が一気に変わってしまった。人と話していても一向に話に集中できず、心の中にいつも死を感じ、絶望の深い崖の淵に立っていた。そこにふと目をやると、暗黒の谷底へ引き込まれてゆくようだった。精神的にも不安定になり、多くの安定剤も服用するようになった。

「このまま死んじゃおうかな」

軽い気持ちで、ふとそう思うことも多くなった。しかし、山本さんは諦めなかった。

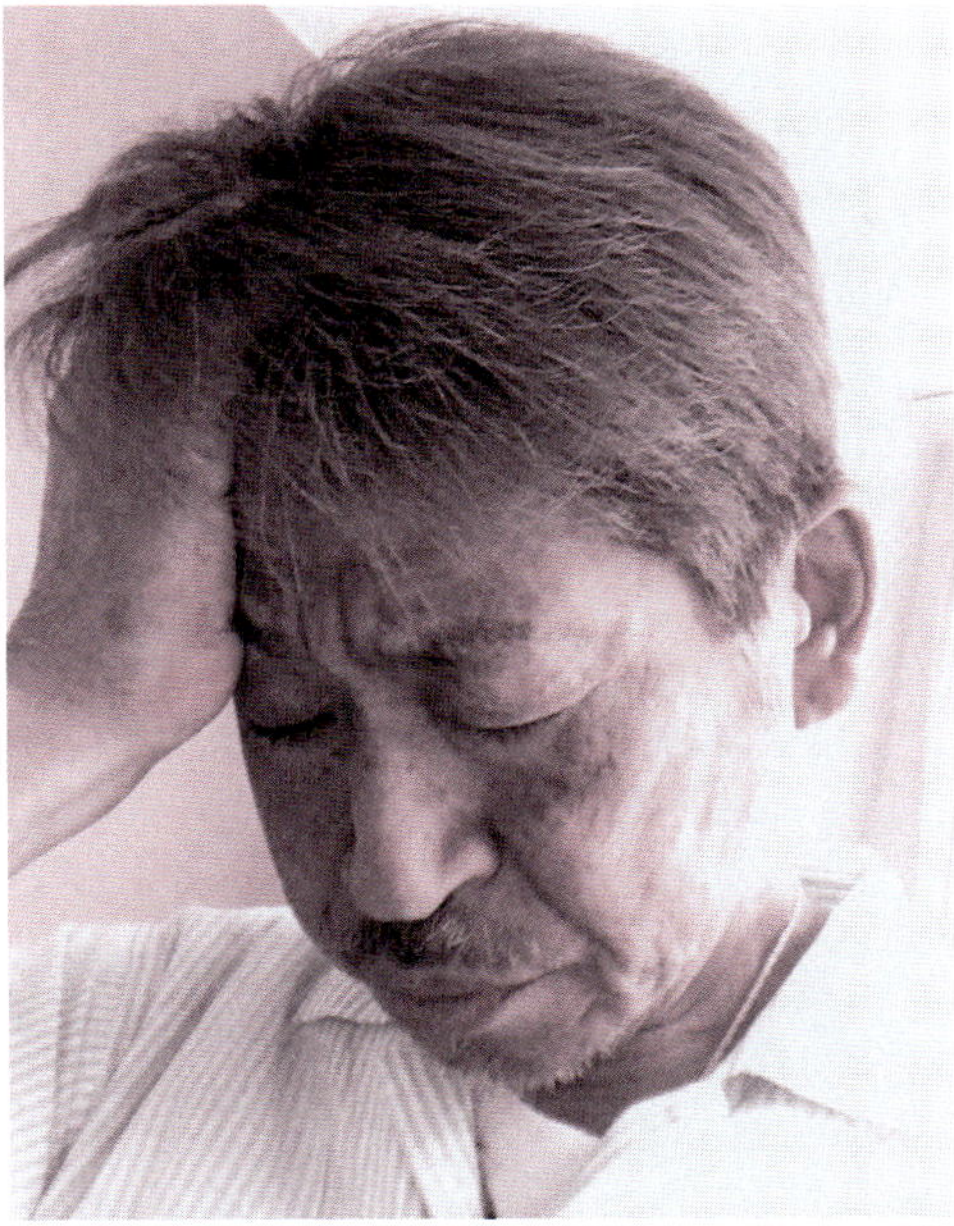

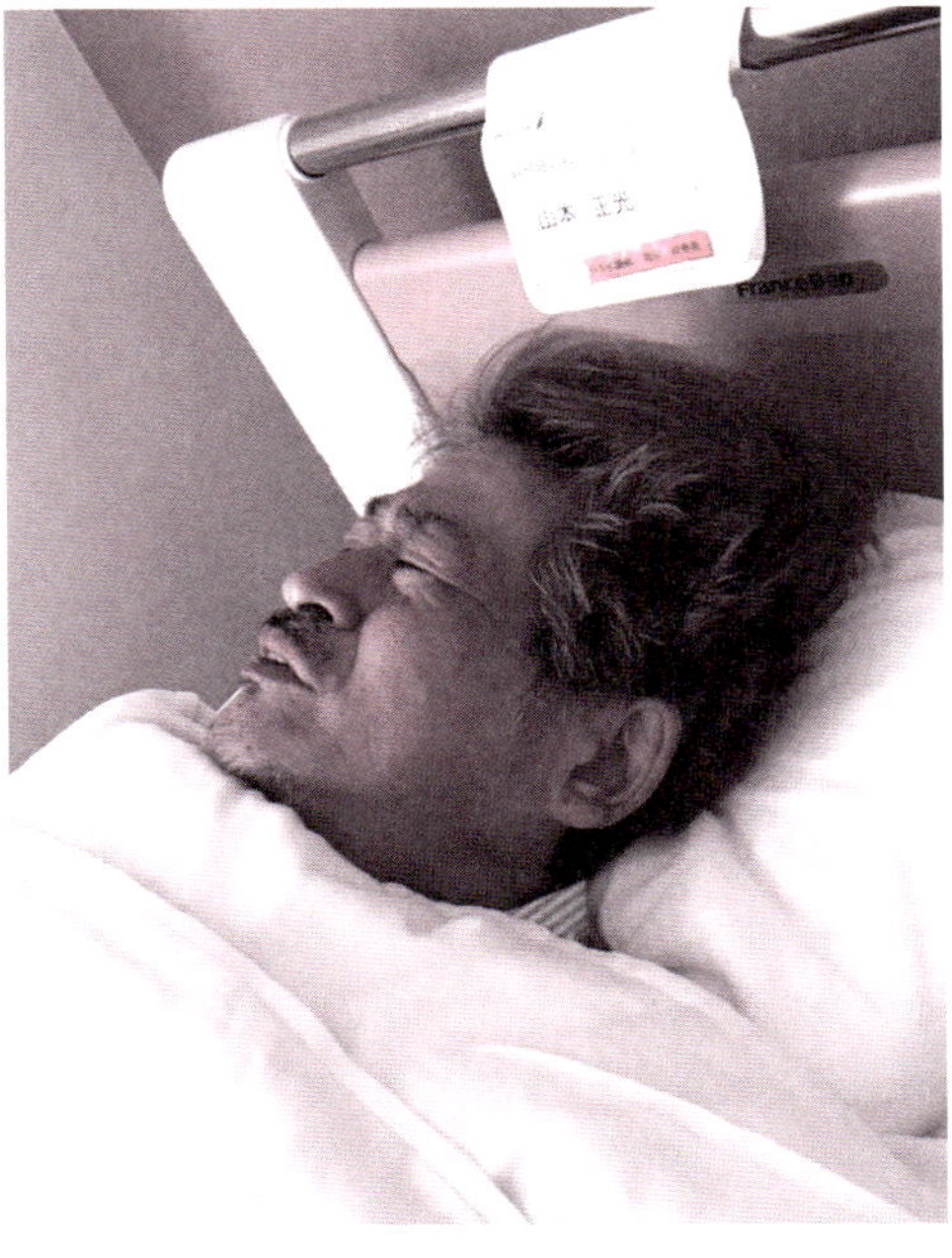

「俺はおやじのように自らの命を絶つことは絶対にしない。生きぬいて見せる」

同年12月15日から2015年1月9日まで、20回にわたる放射線治療を受け続けた。これにより、腫瘍マーカー（AFP、PIVKA）の数値は一時激減した。しかしその後、すぐに元に戻ってしまった。一瞬見えた光が、消えた。その後も、強い副作用に悩まされながら、ネクサバールと併用して、鎮痛剤の「カロナール」や「ロキソニン」等の投薬治療を受けていたが、一向に良くならない。それればかりか、生きるのさえも辛くなっていた。

そのころから、代替治療について調べるようになった。病床でタブレットを触りながらインターネットを検索していると、マリファナの写真とともに、「医療大麻」「Medical cannabis」という文字が多く見受けられた。

「これだ。これしかない！」

山本さんは、海外や国内の医療大麻の情報を貪るように読んだ。そして益々確信した。自分のからだを救うには、医療大麻しかないと。しかし、日本には大麻取締法があり、所持も医療用の施術も禁止されている。何とかならないのか。

しかし、もうひとつの大きな問題があった。家族だ。

もしも自分が逮捕されたら、家族も巻き込まれるだろう。20代前後の息子たちの将来にも影響が及ぶかもしれない。

何日もの間、悩み続けた。「しかし、やはり生きねばならない。家族のためにも」

山本さんは思い切って、息子たちに質問してみた。

「もしもパパが治療用に大麻をつかいたいっていったらどうする？」

「えっ　でもそれ、捕まっちゃうんでしょ」

少し驚いたように次男が言った。

「そうだよ。でも、パパは生きていたいんだ」

そういって黙り込んだ。「お前たちが立派な大人になるまでは」という言葉をのみこんだまま。

次男は何も言わずにまっすぐに前を向いていた。そして静かにいった。

「パパがそう思うなら、やりたいようにやりなよ。僕たちは応援するよ」

息子のその言葉は、力強く胸に響いた。

「もしもの話だよ」

山本さんは息子たちに、笑って答えながらも思った。

「俺は生きる。おやじのように自らの命を絶つことは絶対にしない。生きぬいて見せる」

山本さんは、この瞬間に腹を決めた。

医療大麻を考える時、家族や仲間の理解が大きな力となる

しかし、医療用であっても、日本国内での大麻の所持や使用は禁じられている。山本さんのように、多くの末期がんや難病患者、小児てんかんの子供を抱えたお母さんたちがインターネットの情報を知って、大麻を合法に施用できないことに苦悩している。

彼らが医療用に大麻を使用するには、二つの方法がある。合法化されている地域へ行くか、或いは、国内で違法に入手するかだ。

未確認ではあるが、現在、そのどちらかを選択している人々は存在している。しかし、その際に経済的なことともに大きな問題が発生する。

家族の理解である。

金銭的な余裕があり合法化されている地域に行ける状況にあったとしても、病人が海外の見知らぬ土地へ行き、大麻を治療に使用することに、本当にリスクはないのか。本当に逮捕されないのか。多くの人がそう思うだろう。

例えばカナダは、医療用は合法化、嗜好用も合法化すると首相が公約している。アメリカのカリフォルニア州など過半数の州でも医療大麻は合法化されている。しかし、その国の国民以外の患者は、

果たして合法的に安全に医療大麻を使えるのだろうか。日本の大麻取締法では、その行為は合法と認められるのか。

残念ながら、それらの問いかけに明確な回答はない。法的にはグレーゾーンという状態である。さらに、北米への移動時間は10時間以上である。末期がんの患者などには、やはり負担が大きい。そのため、本来ならば、初期の段階での治療が最も望ましいといえる。しかし、多くの患者さんは、手の施しようが無くなった時点で大麻治療という選択肢を考え始める。初期であれば完治している実例もあり、生き延びられる可能性も高くなる。

もうひとつの選択肢は、山本さんのように国内で栽培し、自らが施用する方法だ。

これは種さえ入手できれば、比較的安価に使用することができる。しかし、渡航するのに比べると、遥かにリスクが高い。山本さんのように国内で実行に移している人たちもいるが、皆、他人に見つからないように細心の注意を払っている。

いずれの方法も、大麻取締法が大きな壁となっているわけだが、家族による理解が最も大切である。

家族が余命宣告を受け、しかし、最後の望みとして、どうしても大麻を使用したいと必死に訴えた時、どのように対応したらよいのだろうか。法律があるのだからと、手をこまねいて死を待つのか。自分が実行しないにしても、病床の家族の願いを聞き入れて、静かに見守るのか。重要な選択だと言える。命と法律の重みをどのように考えるかは個人の自由ではあるが、死を目前にした患者に対して、少しの望みでも叶えてあげたいという気持ちは、多くの人が持っているのではないだろうか。

医療大麻を考えるとき、家族や仲間の理解が大きな力となることだけは間違いない。

大麻の栽培を始めた

子供たちの考えを聞いて決心を固めた山本さんは、早速、行動を開始した。

先ずは、大麻治療に関係がありそうな機関へ次々と問い合わせていった。法務省、厚労省、農水省、医薬品メーカーや大学の研究機関など、考え付く限りに問い合わせた。

「大麻は法律によって禁止されています」

どこも返事は同じだった。

大麻取締法では所持や栽培を禁じている上に、医療のための使用も禁じられている。ましてや一般的に大麻は猛毒だと言われている。毒性の強い麻薬である大麻を摂取することは、危険でありリスクが高すぎるというわけだ（また、それが法律で禁止される根拠だと一般的に信じられている）。しかし、万が一大麻に害があったとしても、それが本当にリスクなのだろうか。抗がん剤にもオピオイド系の痛み止めにも、精神安定剤にも、重大な副作用があるではないか。ましてや自分は、余命宣告を受けた末期がん患者だ。これ以上のリスクがどこにあるというのだ。とにかく今は、ほんのわずかな可能性でも試したいのだ。生きるために。

予想はしていたが、結局どこからも合法的に大麻治療を受けることはできなかった。そのため彼は、次の手段に移った。

２０１６年２月、山本さんはあるルートから大麻の種を入手し、自宅で栽培を始めた。もちろん、違法栽培である。

細心の注意を払いながら、風呂場や庭先でこっそりと栽培した。そして3か月後、何株かの大麻草に、成熟した花穂ができた。さっそく乾燥させて、パイプに詰めて火をつけてみた。

大麻の煙を深く吸い込み、息を止めた。そして激しく咳き込んだ。しかし、すぐに効き目があらわれた。いつも感じていた差し込むようなつらい痛みが、スーっと消えいった。と同時に、食欲が湧いてきた。やはり、インターネットの情報は本当だったのだ。

山本さんは、テーブルの上で手つかずにしていたおにぎりをひとつ、夢中で食べた。しかし、すぐに吐いてしまった。でも、うれしかった。食欲が湧いたことが、そして美味しく食べることができたことが、本当にうれしかった。その夜は、数か月ぶりに熟睡した。

末期がん患者が痛み止めすら満足に与えられず20日以上勾留

翌日から、山本さんの生活は大きく変わった。

食欲が増し十分に睡眠をとることで、体力が戻ってきた。沈みがちだった気持ちも晴れやかになり、自分自身を客観的に見つめることができるようになってきた。

これらはすべて、ＴＨＣという薬理成分による効果である。ＴＨＣによる精神活性作用が、山本さんに生きる活力を与えたのである。

抗がん剤を投与すると、食事が摂れなくなり、睡眠障害を引き起こすことがある。眠れない夜に、簡単に自殺を考えることもあるという。

「死んだらどうなってしまうのだろう」

底なしの深い闇を見つめると、抗がん剤使用者の多くがそのように考えてしまう。そんな時に、ＴＨＣによるいわゆる「ハイ」になる精神活性作用が、落ち込んでいる心を和らげ、生きる望みを与えてくれるのだ。

山本さんは、この素晴らしい薬効について、多くの人に知らせたいと考えた。自分と同じ立場の人たちに大麻草の薬効を知ってもらうことで、一日も早く合法的に大麻を医療利用できるようにしたい。

山本さんはそう考えて、難病やがんの患者会などに接触し、大麻の素晴らしさを伝えようとした。しかし、ほとんどの人たちは、大麻と聞くだけで拒否反応を示した。それでも山本さんは、根気よく大麻関連の集会に参加し、ネットや本で研究し、医療用大麻への知識を蓄積していった。その傍らで、大麻草の栽培も続けていた。

別居している家族たちは、山本さんが大麻を使用していることに、薄々気が付いていたのだろう。

しかし、そっと見守っていた。それが山本さんにとっては、何よりも心強かった。

２０１５年も押し迫った12月2日。買い物のために長男と都内へ買い物に出かけた山本さんは、路上で職務質問を受けた。所持品の中から、乾燥大麻をタバコのように巻いた「ジョイント」が数本見つかった。急な痛み止め用に隠し持っていたのだ。その場で緊急逮捕された彼は、都内の警察署へと連行されてしまった。

長男から連絡を受けた「ＮＰＯ法人医療大麻を考える会」は、しかるべき対応をとるために弁護士と接触し、支援を開始した。

留置場に勾留された山本さんは、医療用の大麻の必要性を訴えたが、聞き入れられるはずもなかった。そればかりか、末期がん患者でありながら痛み止めすらも満足に与えられず、一般の逮捕者同様の扱いで、20日以上勾留された。

年末になって保釈された時には、半年間調整してきた体調は大きく崩れていた。

山本さんはどのように体調を管理していたのか

２０１６年3月10日の初公判を皮切りに、命をかけた法廷闘争が始まった。

弁護団は連日、遅くまで裁判書類を作成し、山本さんも体調管理を始めた。

「判決の日までしっかり生きているのが山本さんの仕事ですからね」

男所帯の弁護団からの、冗談交じりのそんな言葉に山本さんは大きくうなずき、

「とにかく半年は生きてみせるよ」

そういうと、大きな声で笑ってみせた。

とは言っても、山本さんは治療方法がないと宣告された末期がん患者である。できることは限られている。料理人である彼は、日々の食事に気を付け、ストレスを溜めないような生活を心掛けた。うれしかったのは、旧くからの友人や仕事仲間からの激励だった。それ以外にも、ＳＮＳの友人や、テレビや新聞の報道で裁判のことを知った人々からのネットを通じての交流も心強かった。遠方から見舞いに訪れるひともいた。時には若い支援者が、こっそりと大麻を差し入れることもあったようだ。

いずれにしても彼らの応援は、山本さんにとって大きな支えとなっていた。

山本さんは大麻を摂取することで大切な心の余裕を手に入れた

クオリティ・オブ・ライフ。ＱＯＬとも言われるこの言葉は、日本語では「生活の質」と訳されている。末期がん患者に限らず、一人ひとりの人生の内容の質のことであり、どれだけ人間らしく自分らしく生きていくかという幸せの満足度のことを意味する。

末期の患者が、臨終までの日々をいかに豊かな時間にしてゆくか。周囲がいかにそのサポートをしていくことができるかということが、近年特に重視され、実践されている。

山本さんは、大麻を摂取することで、再び穏やかな日常を手に入れることができた。大麻を吸うことで、明るく健康的な精神状態で日々を過ごせるようになったのだ。

まさに、大麻によってクオリティ・オブ・ライフが向上したと言える。

日本では、大麻を吸うと妄想や幻覚を引き起こすと言われているが、まったくそのようなことはない。精神障害についても、非常に大量に摂取した場合に、ごくまれに軽い精神障害が起きる程度である。このことは、国連薬物犯罪事務所（ＵＮＯＤＣ）による２００６年の報告書「世界薬物報告書」にも明記されている事実である。もちろん摂取するタイミングや、施用者のその時の精神状態によって、効き目に大きく違いがあることも事実である。例えば、逮捕される危険性のある状態で、居住環境も悪く、本人が大きな不安を抱えながら大麻を吸った場合には、いわゆる「バット・トリップ」という不安が増長される精神状態に陥ることはある。しかし、穏やかな環境の中で安心できる人のガイドを受けながら大麻を摂取すると、ほとんどの人は健康的で前向きな精神状態をえることができるのである。

山本さんは「大麻を摂取することで、客観的にものを見られるようになり、そのことで、自分に残されている時間に対しての意識の仕方が変わった」と被告人質問でも発言している。

死の恐怖におびえるのではなく、臨終までの残された時間をいかに過ごすか。山本さんは大麻を摂取することで、大切な心の余裕を手に入れたのである。

強い副作用のあるモルヒネも大麻との併用による相乗効果で薬効が増す

山本さんは、体質的にモルヒネなどのオピオイド系の痛み止めが体に合わなかった。そのため、どうしても医療大麻が必要だった。

オピオイド系の鎮痛剤が悪いわけではない。末期がんの痛みは、健常者には想像を絶するものである。痛みの為に顔は歪み、死にたいと訴える患者も多い。そんな状況の時、オピオイド系の痛み止めは大変重要なのである。その一方で、これらの薬品には強い副作用がある。食欲が無くなり、重い便秘に悩まされる。

しかし、大麻との併用による相乗効果で薬効が増すことが、海外の研究で確認されている。アメリカでも医療大麻が合法化されたことで、モルヒネの使用量が減り、安全性が高められたというデータもある。

食欲が増進されたことで、体力的にも衰えず、免疫力も上がっていった。そして何よりも、口から食事を食べられることの素晴らしさを、山本さんは喜んでいた。料理人であり、食べることが大好きだった山本さんにとって、それは本当に素敵なことだったのだろう。

リラックスできる状態、美味しい食事、質の良い睡眠。それは人間にとって大変重要な要素である。しかし、多くの末期がん患者にとっては、その生活を担保することは難しい。

山本さんは、２０１４年の秋に余命宣告を受けた。その後、２０１６年3月の初公判の段階で、症状は悪化していたが、精神的にも安定しており、周囲とのコミュニケーションもしっかりと取れていた。コミュニケーションもクオリティ・オブ・ライフには重要な要素である。

多くの場合、余命宣告の後に痛みがひどくなってくると、疼痛緩和のためにオピオイド系の薬品を投与する。

そのこと自体は大変重要なことであり、否定することではない。しかし、残念ながらこれらの薬品、とくにモルヒネには意識が混濁していくという副作用がある。多くの場合、終末が近づいてくるとモルヒネを投与し、その量を徐々に増やしてゆく。それによって患者の意識は混濁し、大切なひと達とコミュニケーションを取ることが難しくなる。

一方、山本さんの場合は、オピオイド系の薬品を摂取してはいたが、大麻を併用していたことで、薬品の使用量も回数も半分以下、場合によっては全く使用しないですごすことができたのである。このことについては、処方していた医師たちも、薬品の消費量が少ないことに疑問を感じていたほどである。

疎遠になっていた人たちも見舞いに訪れ、告げられなかった言葉も伝えることができた。

温泉旅行にも行くことができた。

山本さんが公判で裁判官に言った言葉

3月に始まった裁判も、6月に入ると山本さんの体調との戦いになってきた。

法廷では弁護団だけではなく、裁判長も検察側も山本さんの体調を気遣い、できる限り早く裁判を進行させて、判決を出すように努力した。

その頃になると頻繁に腹水がたまり、一度に数リットルの腹水を抜いて裁判に臨むようになっていた。腹水の溜まる間隔は、日を追うごとに短くなっていった。

法廷には多くの傍聴人が集まり、テレビや新聞などのマスコミも取材に訪れた。

裁判を伝えるニュース報道は、山本さんの楽しみのひとつにもなった。

7月12日の第5回目の公判では、山本さん本人が証言台に立った。

ブルーのスーツに身を固めた山本さんは、毅然とした態度で裁判官に言った。

「大麻以外に治療方法があるなら教えてほしい。もしもそれがあるなら、僕はそれを使います」

数日後、テレビ朝日系の「報道ステーション」で特集が組まれ、山本さんと医療大麻の問題が大きく取り上げられた。

放送を心待ちにしていた山本さんは、病院のベッドで医師たちに付き添われながら、それを見ていた。しかし、放送終了後、山本さんの容体は急激に悪化していった。
翌日に家族が呼ばれると、ギリギリまで家族との最期の大切な時間を過ごしていた。
そして２０１６年７月25日、家族に見守られながら、山本さんはこの世を去った。
享年58歳だった。

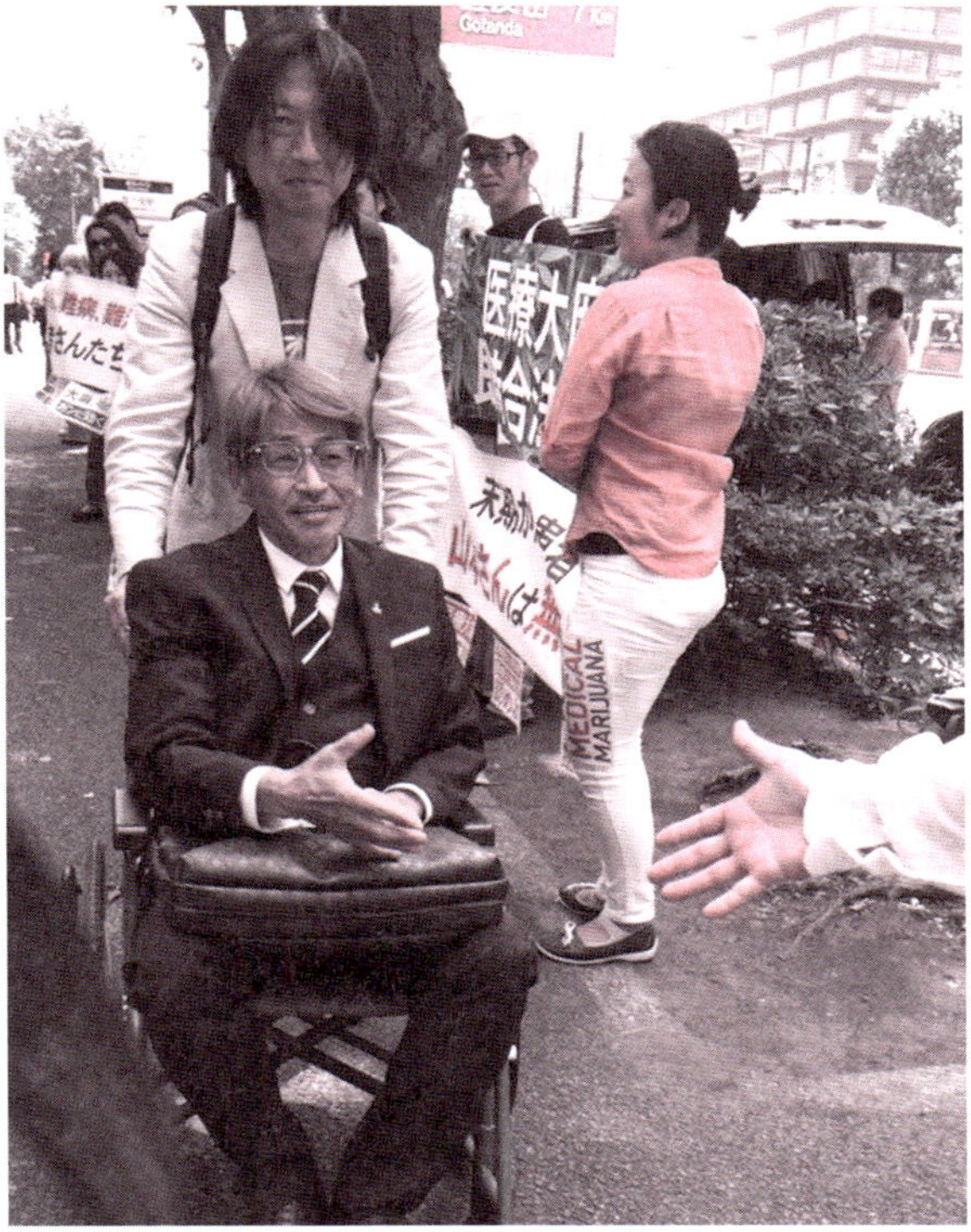
Gotanda
MEDICAL MARIJUANA

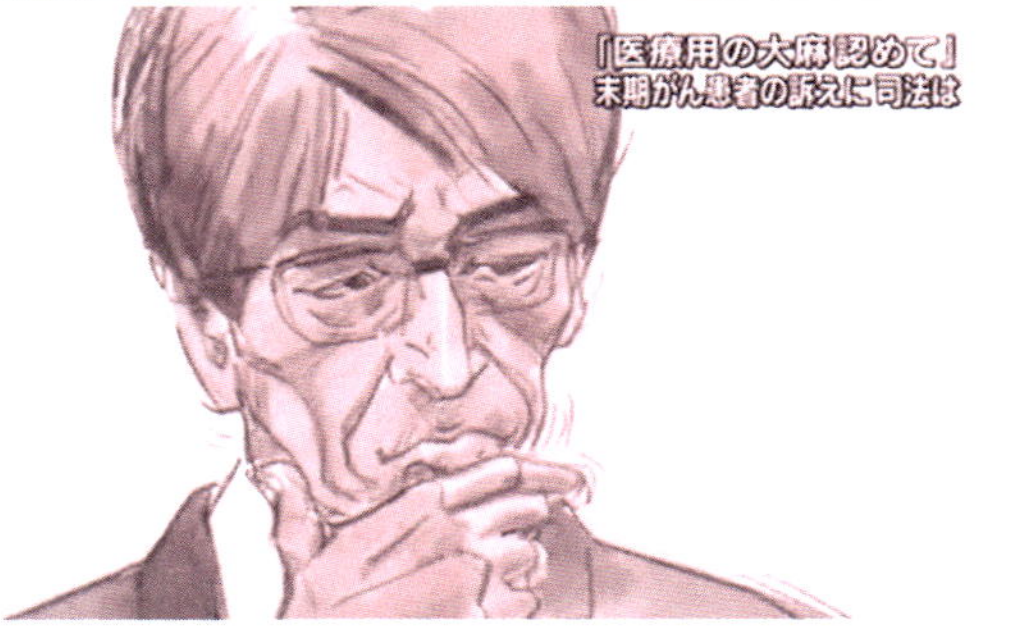
「医療用の大麻認めて」
末期がん患者の訴えに司法は

（上）2016年7月12日。第5回公判。この日は山本さんに対する被告人質問の日だった。体調も悪く、車いすでの入廷となったが、東京地裁の正門前には多くの支援者が集まり、山本さんを激励するとともに、横断幕やプラカードを持って医療大麻合法化を道行く人に訴えた。 筆者も車いすをおして、山本さんとともに入廷し傍聴した。（下）テレビ朝日系列「報道ステーション」で報道された、医療大麻裁判。

第4章

医療大麻裁判でわかった日本のおかしさ

2016年3月10日。大麻所持で逮捕された末期がん患者の山本さんを被告とする裁判が始まりました。

この裁判は2016年7月12日の第5回公判を最後に、たいへん残念ながら山本さんが死亡したことにより、判決を聞くことができませんでした。

裁判自体は終わってしまいましたが、あらためてこの裁判の軌跡をたどることで、日本の医療大麻問題の

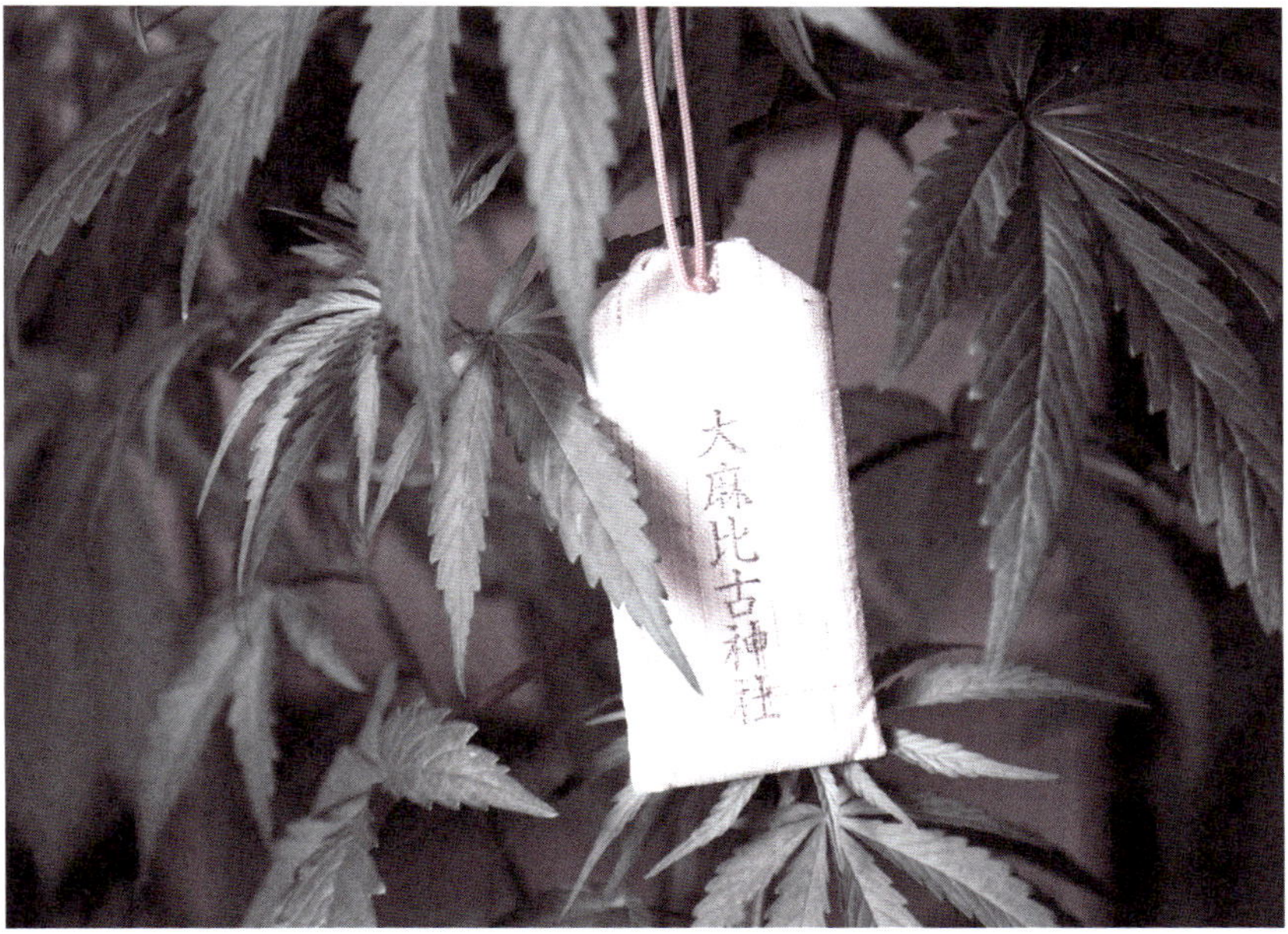

大麻草の葉をバックに写る、大麻比古神社（おおあさひこじんじゃ）の御守り。大麻比古神社は阿波の国一宮として徳島県鳴門市大麻町に鎮座している。大麻草は罪穢れを払うものとして、日本人にとっては古代から神聖な植物であり、神の依り代とされている。大麻繊維で織られた「あらたえ」と呼ばれる衣服は、天皇即位の際に行われる儀式「大嘗祭」では、なくてはならないものである。 この御守りを見たら、日本人にとって大麻がいかなるものか、つまり法律で禁止するような悪いものではないことが直感的にわかるのではないだろうか。写真／鈴木優甫

抱える矛盾が見えてきます。

この章では、医療大麻を阻む壁は何か。それに対して、私たちはどのように考え、行動していけばいいのかについて探っていきます。

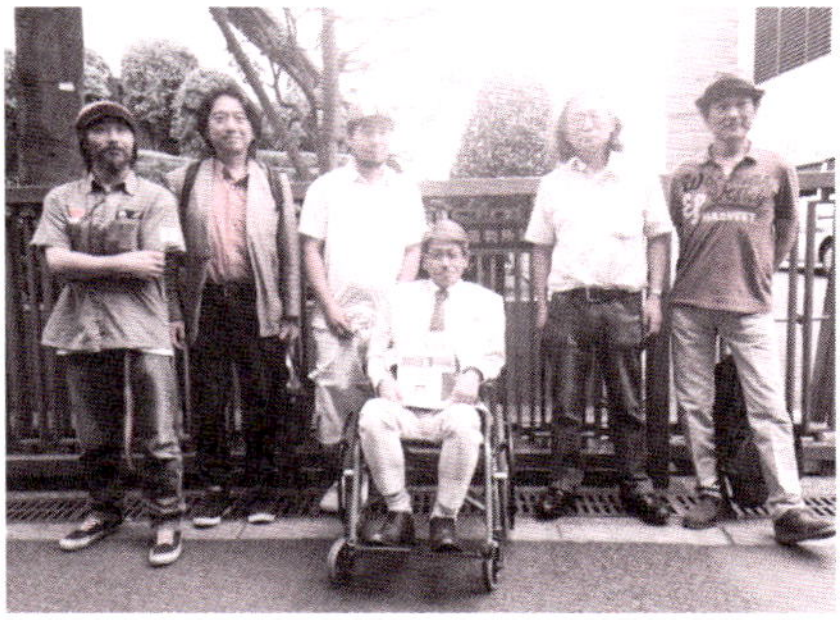

医療大麻裁判を控えて支援者たちと撮影。右から二番目、「医療大麻を考える会」代表、前田耕一氏。三番目、故山本正光氏。五番目、筆者。

「どうして罪になるのか理解できません」

「山本医療大麻裁判」では、３名の弁護士による弁護団に加え、福田一典医師、前田耕一代表など、「ＮＰＯ法人医療大麻を考える会」のメンバーがオブザーバーとして参加し、証拠収集・資料作成などで支援した。

山本さんの主張は明快だった。

「私が大麻を所持していたことは間違いありません。しかし、私はＣ型肝硬変、肝細胞の末期癌で、現代の医療では治療法がないと、医師から言われました。どうしたら良いか調べていたら、大麻ががんに効果があり、苦痛も緩和すると知りました。どうしたら合法的に入手できるか厚労省や法務省にも相談しましたが、日本では無理だと言われました。そこで、仕方なく自分で入手し、さらに自宅で栽培し、それを治療に使っていました。

大麻を使用した効果ははっきりと現れました。がんは小さくなり、苦痛も減り、食欲も出たのです。しかし、逮捕されて使用できなくなり、症状はとても悪くなりました。

どうして自分の命を救うために大麻を所持したことが許されずに、罪になるのか理解できません」

弁護側の証拠がいかに採用されるかが最初のポイントだった

過去の大麻取締法違反の裁判では、弁護側が様々な論点から大麻所持の正当性を訴えようとしても、それを裏付ける証拠のほとんどが検察側から否定され、不採用となってきた。証拠が不採用とされると、弁護側はそれに基づく主張をすることができず、裁判が進行していく。裁判官も検察側の主張を全面的に受け入れ、過去の判例に基づく量刑によって判決が決められていく。つまり、ほとんどの場合、裁判での審議は形式上のものであり、最初から有罪が決まっているのである。

今回の裁判では、弁護側が裁判のはじめに主張する「冒頭陳述」が膨大だったため、２回に分けて陳述が行われたが、その証拠も多数提出された。

しかし検察側は、提出した証拠のほとんどが審議に関連性がないとして、不採用を要求した。裁判官も通例にのっとり、検察の意見を受け入れる姿勢をしめしたが、山﨑弁護士、森川弁護士、安藤弁護士で形成された弁護団はその姿勢に対し以下の意見書を提出し、激しく抗議した。

「弁護人は、医療目的で大麻を使用・所持することを禁止する大麻取締法の規定が憲法に違反して無効であると主張している。

これは、現代医療では末期がんの改善・疼痛の軽減が期待できない被告人が自らの生命と健康を維持するためには大麻を使用することが絶対に必要であり、そのためには本裁判において、裁判所から大麻取締法の規定が憲法に反することを判決で宣言してもらう他ないのである。

冒頭陳述で述べたとおり、医療大麻を禁止する大麻取締法の規定が違憲か合憲かは、その立法事実が明らかにされなければならない。

特に大麻に関する研究が著しく進んでいる最近の研究成果を正しく理解しなければ、いつまでも過去の誤りに引きずられたままで何度も過ちを繰り返すことになる。この過ちの被害者は被告人であり、被告人と同じ境遇にある国民である。

司法がその目と耳によって正しい事実を見て、聞こうとしないことは司法の自殺行為である。二度とハンセン病に対する過ちを繰り返してはならないのである。

弁護団としては公益の代表者たる検察官がいたずらに証拠を不同意とすることに憤りを抑えることができない。

第1回の公判期日において弁護側が要望したとおり、大麻取締法が憲法に適合するか否かについて、検察側も弁護側もそれぞれ正しいと考える証拠を法廷に出し、正々堂々と議論し、その当否を裁判所に判断してもらうのが正しい司法の在り方であり、それに仕えることが法曹の使命であると確信する。

弁第8号証以下の各証拠は、立証趣旨から明らかなように、上記立法事実に関する証拠であり、憲法判断をするためには必要な証拠である。

裁判所におかれては、いずれの証拠も採用して取り調べされたい」

大麻裁判では異例ともいえる弁護側からの激しい意見を受けて、裁判官は、医療大麻は本当にがん治療に有効なのかという点と、大麻取締法の違憲性という2点についての証拠採用を認めるに至ったのである。

これによって、福田医師による意見書や複数の国際論文などが採用されるとともに、福田医師自身の証人申請も認められた。

これにより、山本さんの裁判は、実質的な医療大麻裁判として審議されることとなった。

弁護側は医療目的としての大麻の使用、所持の社会的許容性を論点とした

審議がはじまると、大麻取締法の違憲性について、弁護団は以下のように主張した。

「被告人が大麻を所持していた事実はみとめるが、被告人は末期癌の治療に使用する目的、すなわち医療用に所持していたものである。

大麻取締法は医療目的での所持および使用をも禁止する点において、憲法13条（幸福追求権）、25条（生存権）に違反するものであり、無効である。よって被告人は無罪である。また、被告人は、末期がんを治療し、かつ苦痛を緩和する目的で大麻を使用するために所持をしていたのであり、被告人の生命、身体に対する現在の危難を避けるために、やむを得ずにした行為であり、これによって生じ

た害は避けようとした害の程度を越えなかったのであり、被告人は無罪である。

同様の理由により、被告人の置かれた状況からして被告人に大麻の所持を控えることを期待できなかったという意味において期待可能性がなく、無罪である」

このように弁護側は、山本さんはあくまでも医療目的で大麻を所持、使用していたのであって、嗜好目的ではなかったということを明確に示した。その上で、医薬品としての大麻の許容性について証明していった。つまり、単なる大麻所持による違反としてではなく、医療目的としての大麻の使用、所持の社会的許容性を論点として示したのである。

山本さんが医療大麻を使用したことは、憲法13条、25条により保障されている

日本国憲法第13条は、いわゆる幸福追求権を保障している。25条は生存権という形で幸福追求権の実現を保障している。

この幸福追求権は、国民自身の生命、健康を守る権利を保障している憲法だ。そのため、国民の生命、健康を維持する行為を国家が禁止することは、憲法13条の幸福追求権を侵害することになる。もちろんこの権利の保障も、「公共の福祉に反しない限り」という条件がついており、今回のケースでいえば、山本さんが生命、健康を守るために大麻を使用する権利を、「公共の福祉」を理由に制限す

ることができるかということが問題となると、弁護団は主張した。

また、幸福追求権には人格的自律権（自己決定権）という権利も含まれる。これは、一定の個人的な事柄については、国などの権力から干渉されることなく、自分で決定することができる権利のことである。つまり憲法では、人に迷惑をかけない限り、自分のしたいことをできる権利を保障しているというわけだ。この自己決定権には、今回の山本さんのように、医療など個人の命にかかわる重要なことについて、国に干渉を受けることなく、自分自身で決定できる自由が含まれる。

日本国憲法の定められたこの自己決定権には、他人に迷惑をかけない限り、適切な医療を選択し、これを受ける権利が含まれるのは当然である。これは、憲法第13条が、生命、自由に対する権利を保障していること、そして、憲法第25条が国民の健康的な生活を保障していることからも明らかである。

弁護団は、山本さんが大麻摂取という医療を選択し、これを実行したことが、この自己決定権の範囲に含まれるかどうかということがポイントであるとしたのである。

さらに、世界医師会の第34回総会（ポルトガルで開催）で採択された「リスボン宣言」においても、これらの権利は定められている。リスボン宣言とは、患者の権利について定めたものであり、世界の医療モラルの基準となっている。この中にも、患者が良質の医療を受ける権利、尊厳に対するものが明確に示されている。

このような理由から、山本さんが医療大麻を使用したことは、憲法13条、25条により保障されていることは明らかだと、弁護団は主張したのである。

具体的には、精神安定剤や疼痛緩和に使用される医薬品の有害性を示し、多少の差はあるにしても医薬品としての大麻にも副作用があるのは当然であることを認めた。しかし、単に有害性があるというだけの理由で大麻の使用禁止が正当化されるのではなく、他の医薬品と同様に、大麻の有用性と副作用との比較衡量が必要であり、その割合は他の医薬品と同じ基準でなければならないと主張したのである。

それとともに弁護側は、大麻の薬効について様々な医学論文や見解を示していった。

そして弁護団は実際に医療現場で処方されている薬品と大麻を比較した

国は大麻の有害性について、幻視、幻覚、幻聴、錯乱、妄想、分裂病様の離人体験などをもたらす精神薬理作用があるとし、その精神薬理作用そのものが個人や社会に有害な影響を及ぼすとしている。このような大麻の精神的有害性が誇張されたものであることは第2章で既に明らかにしたが、仮に、これらの症状が発生するとしても、医薬品として全面禁止するほどのものであるのかということを、広く処方されている医薬品を例に挙げて証明していった。

例えば、一般的な精神安定剤として広く処方されている「デパス」の添付文書には、「重大な副作用」として次のようなことが記載されている。

「依存性（頻度不明）：薬物依存を生じることがあるので、観察を十分に行い、慎重に投与すること。また、投与量の急激な減少ないし投与の中止により、痙攣発作、せん妄、振戦、不眠、不安、幻覚、妄想等の離脱症状があらわれることがあるので、投与を中止する場合には、徐々に減量するなど慎重に行うこと」

添付文書の重大な副作用の1番目に幻覚・妄想が記述されていることからしても、発生頻度が高いことがわかる。

また、ベンゾジアゼピン系の医薬品は、離脱時に幻覚・幻聴が起こる事が添付文書に記述されており、副作用として興奮、錯乱、酩酊などの精神症状が出ることも記述されている。しかしながら、ベンゾジアゼピン系の医薬品の代表格である「リーゼ」は処方箋薬として病院で広く処方されている。

さらに、山本さんが医師から施用を受けていたオピオイド系疼痛治療薬である「オキノーム」、「オキシコンチン」には、嘔吐、頭痛、不眠、不安、せん妄、痙攣、錯乱、気管支痙攣、肝機能障害等の重篤な副作用がある。

アメリカの２０１０年のデータでは、１年間に３万８３２９人が医薬品の過剰投与で死亡しており、その最も多い原因はオピオイド系鎮痛剤であり、年間死亡数は１万６６５１人である。オピオイド系鎮痛剤の過剰投与による死亡がこの10年以上にわたり年々増加しており大きな問題となっている。

実際に、平成28年5月16日、山本さんは、酷い腹痛、脇腹の痛みに襲われ、オキノームを6包服用したが、それでも痛みがおさまらなかったため、さらにオキシコンチンも服用した。その2時間後、呼吸困難に陥り、病院に搬送されたのである。

弁護団は、実際に医療現場で処方されている薬品と大麻を比較しながら、大麻は、疼痛緩和剤としては副作用がほとんどないという意味でもっとも安全な物質であり、習慣性がないことを様々な証拠や証言によって証明していった。

このように弁護団は、すべての医薬品には副作用である有害性があるが、有害性より有用性が大きい場合には、有害性に十分配慮しながらも、その医薬品を利用することは医学的常識である。大麻に有害性があるから医療使用・臨床研究を認めないというのは理由にならないと主張したのである。

医療用に大麻を使用したことは「緊急避難」にも該当する

山本さんは、大麻使用が他人に迷惑をかけないことを知っていた。その上で、自らの悪性腫瘍を改善し、末期に生ずる激烈な痛みを取り除くために、より安全な薬剤である大麻を用い、使用するために所持していたのである。

弁護団は、大麻取締法は憲法に定める国民が医療を受ける権利に違反しており、法律自体が無効であると訴えた。

さらに、医療用に大麻を使用したことは「緊急避難」にも該当すると主張した。

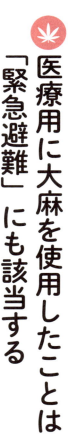

緊急避難とは、切迫した状況において、自らの生命を守るために、本来ならば法的責任を問われるところを一定の条件下において免除されるというものだ。例えば災害時に、自身が助かるために、人の乗り捨てた車を盗んで避難するという行為もそれにあたる。末期がん患者が、自らの命を守るために大麻を栽培し、誰にも譲り渡すことなく治療のためだけに使用したことは、緊急避難に他ならないと主張したのである。

検察側は「所持していたから違法」の一点張り

このように弁護側は、大麻取締法に対して真正面から反論し、山本さんの正当性を訴えた。それに加えて、第４回公判では、福田医師が証言台にたち、医学的根拠のもとに、大麻の有用性について明確に証言した。

これに対して検察側は、医学的な知識をほとんど持っていないことは明らかだった。

福田医師が示した証拠や主張は、福田医師本人が研究したものではなく、国際論文などの見聞を根拠としているので、主張としては信ぴょう性がないという意見を繰り返した。それに対して福田医師は、がん治療に大麻が有効であることは、世界の医学界ではもはや教科書レベルの事実であり、何百とある医学論文で発表されていると発言した。さらに、医療大麻に限らず医学の世界では、様々な学術論文を裏付けとして、常に最新の医療を患者に提供することは世界中の常識であるとし、検察の意見を一蹴した。

福田医師の発言には医学的、科学的な説得力があり、裁判官は強い関心を示したようである。そのため裁判官は、検察官の質問を遮り、自らが福田医師に直接質問する場面が何度も見られた。

検察側が提出しようとした唯一の証拠

福田医師への証人質問で、まったくと言っていいほど大麻の医学的な側面についての反論ができなかった検察側は、その後に大麻の有害性の科学的な論文を証拠申請した。

2009年5月号の『化学』(化学同人社)に、掲載されている「大麻はなぜ怖いか?」という解説記事がそれである。それに対して弁護側は、福田医師による反論を用意し、弁護側の証拠として申請しようとした。福田医師は、この検察側の証拠に対して、そもそもこの記事には医学的専門家が内容の真偽をチェックする「査読」という機能を通さずに出版されたものであり、筆者による考え方に偏重している可能性があるとした。

しかし検事は、福田医師の反論を証拠として採用することを拒否してきたため、弁護側は「医師の証言が終わった今頃、こんな証拠を出してきて、しかも反論を許さないというのはおかしい」と強く抗議した。そのため、裁判官は検察、弁護士双方の証拠申請を不採用とした。

弁護側としては、十分に有効な反論であったため、双方の内容を裁判官に審議してもらい、検察側の証拠の弱さについて判断してほしかった。

山本さんが証言台に立った際の検察側の質問内容も、山本さんが大麻の使用や、がんを発症した時期などの時系列を確認することに終始し、裁判官に質問内容の必要性をしっかり考えて発言するようにと諫められる場面もあった。

結果的に検察側は、弁護側の主張に対して有効な反論が全くできず、この裁判を通して、ひとつも証拠を示すことができなかった。

ゲートウェイ理論も米国医学研究所が否定した

裁判の焦点は、「大麻は医療用としての効果があるのか」そして、「幻覚や妄想などを引き起こすことはないのか」などに絞られていった。

福田医師の示した証拠と証言によって、大麻に医療用の効果があることは明らかだった。さらに、危険な要素と言われている幻覚や妄想を引き起こすかどうかについても、福田医師が否定した。極端に精神が脆弱なひとが使用した場合は、そのようなことが起きることは否定できないが、非常に稀なケースであるため、統計的な数字で表されたことがないこと、そして、国連薬物犯罪事務所（UNODC）による2006年の報告書にも記載されていることなどを示した。

大麻を使用することで、覚せい剤やコカインなどの強いドラッグを使用することになると言われている「ゲートウェイ理論」も米国医学研究所（Institute of Medicine; IOM）が1997年に発表した報告書により科学的に否定されていることが述べられた。ちなみにIOMとは、1970年に設立された独立非営利の学術機関であり、全米科学アカデミー、全米技術アカデミー、全米研究評議会の3組織とともに全米アカデミーズを構成している。

この裁判によって、日本で大麻が禁止されている理由には、医学的な根拠がないことが明らかになっていった。つまり、検察側の主張に根拠がないということだ。

大麻ががん治療に有効であること。少なくとも、疼痛緩和や食欲増進には効き目があることは、山本さんの体験からも明解である。しかしなぜ、治療の選択肢のひとつとして使用できないのか。

これは明らかな人権侵害ではないのか。

福田医師による医師としての科学的な根拠と、山本さんの実体験による主張は、明らかに検察官が主張する大麻取締法の矛盾を浮き彫りにしていった。

弁護側の主張はただひとつ。

余命宣告を受けた患者が、有効だと認められている大麻による治療を受けることができないことはおかしいということだけだった。

日本における医療大麻全面禁止の根拠に合理性なし

厚生労働省は、大麻の有効性は明らかになっておらず、他に良い薬品が存在するのであるから、大麻を医療に使用する必要はないと主張している。

しかし、はたして本当にそうなのだろうか。

戦後、日本はＧＨＱの指導の下で、大麻取締法が制定された。日本は、主要産業のひとつであった大麻繊維産業を守るために、医療用の使用や研究などを全面的に禁止する条項を付け加えた。

日本では、大麻についての科学的な検証を行わずに大麻取締法を作った。その後も医療用を全面禁止する条項のために、一切の臨床研究が行われることがなく、現在に至っている。

２０１５年８月と２０１６年３月７日、参議院荒井広幸議員は国会において「アメリカ、欧州では研究がなされ、極めて様々な病気に効くということがわかってきている。しかしわが国では臨床研究すらできない。医療という観点からどのようにお考えか」という主旨の質問をした。

これに対して厚労省審議官の答弁は次のようなものであった。

「大麻はわが国を含め世界の多くの国で乱用されている薬物のひとつで、国際条約や各国の法律により規制されている」

厚労省の言う国際条約は1961年の「麻薬に関する単一条約」などを指している。

同条約は、第2条の5で、「医療上及び学術上の研究（締約国の直接の監督及び管理の下にまたはこれに従って行われる臨床試験を含む）にのみ必要なこれらの薬品の数量については、この限りではない」と、医療と学術上の研究については、禁止から除外している。

それはINCB（国際麻薬統制委員会）の2004年、2009年の年次報告をみてもあきらかである。

国際麻薬統制委員会（International Narcotics Control Board、略称：INCB）は1961年の条約を始め、薬物関連条約の遵守を監視する国連の組織である。

INCBは2004年の年次報告で、「1990年代末以降、カナダ、ドイツ、オランダ、スイス、英国、米国など、複数の国で大麻または大麻抽出物の医療的な有効性に関する科学的調査が進められている」（「2004INCB」厚労省翻訳）と報告し、2009年年次報告（「2009INCB」厚労省翻訳）では、「医療及び科学研究目的で使用する大麻」として、「数年間にわたり、大麻または大麻抽出物の医療的な有効性に関する科学的研究が複数の国で行われてきた。

国際麻薬統制委員会は、これまでの報告書に記載されているとおり、大麻及び大麻抽出物の医療的な有効性に関する健全な科学的研究が実施されることを歓迎し、その研究結果を利用できる場合は、それらを国際麻薬統制委員会、WTO及び国際社会と共有するようすべての関係する政府に求めている」と報告している。

これらの報告からわかるように、国際条約の遵守を監視するＩＮＣＢは、１９６１年の単一条約が医療と科学研究を禁止しているとはしておらず、逆に、各国における医療研究を歓迎し、その報告を求めているのである。

厚労省がこの条約を日本における医療大麻全面禁止の根拠としているのは、この点からいっても合理性がない。

厚生労働省は彼らが主張する大麻の有害性を科学的に国民に示す義務がある

また、大麻が医療用に有効であるかということについては、厚労省は次のように述べている。

「世界保健機関ＷＨＯにおきましては、大麻が医療用として有効であるとの見解を示しておらず、現時点では大麻を使用した場合の有害性を否定できないと考えております。このような状況下において、わが国において人に投与する医療大麻の研究・臨床試験を認める状況にはないのではないかと認識しています」

しかしＷＨＯは１９９７年、「大麻：健康上の観点と研究課題」（厚労省翻訳）で次のように報告している。

「カンナビノイドの治療への適用の可能性は広範囲にわたるが、これは脳と身体の他の部分でカンナビノイド受容体が広範に分布していることを反映している。カンナビノイド受容体に全く異なるサブタイプが存在することによって、及び、アゴニストまたはブロッカーのいずれであっても、これらの受容体への選択的な結合を可能とする新しい化合物の今後の開発によって、選択的な治療法が多くの病気に導入されるものと思われる」

「カンナビノイドが他の治療にも使用されることから、その有効性についてさらなる基本的な薬理学的、及び、実験的な調査と臨床的な研究を行うべきことが推奨される」

「カンナビノイドの他の治療用途は制御された研究で示されており、喘息と緑内障の治療、抗うつ剤、食欲増進薬、抗けいれん薬としての用途を含んでおり、この分野の研究は続けるべきである」

WHOはこの報告の中で「治療への適用の可能性は広範囲にわたる」「人体にはカンナビノイド受容体が広範に分布している」「今後の開発によって、治療法が多くの病気に導入されるものと思われる」との見解を示している。

厚労省はこれまで医療大麻を例外なしに禁止してきたが、1961年の単一条約も、1997年WHO「大麻：健康上の観点と研究課題」も、2009年のINCB報告も、医療使用、臨床研究を禁止していないばかりか、研究成果を国際社会が共有することを推奨しているのである。

日本の大麻取締法は、科学的な検証や臨床研究を行うことなく成立した法律である。そして、最高裁判所が1985年に下した「大麻に害があることは公知の事実である」という判決も、その後の世界的な研究成果と照らしてみると、既にその根拠を失っている。

ましてや、末期がん患者が医療用に使用する場合、抗がん剤やモルヒネなどの通常使用されている薬品に比べて、副作用が少ないことは明らかである。

ここまで明らかになっているのも関わらず、なぜ厚生労働省は大麻の医療使用を否定し続けるのであろうか。少なくとも、臨床研究を速やかに行い、彼らが主張する大麻の有害性、つまり法律で禁止しなければならないほどの猛毒性を科学的に国民に示す義務があるのではないだろうか。

「厚労省がそういうことを言うこと自体が非人道的なわけです」

1980年代後半にカンナビノイド受容体が発見されたことをきっかけに、大麻がなぜ体に効くのかが明らかになっていった。

その後、多くの先進国で大麻の医療研究がすすめられ、がん以外にも多くの疾病に効果があることもわかっている。大麻の天然成分を抽出した薬品である「サティベックス」は、日本の大塚製薬がアメリカでの臨床実験のパテントを持ち、海外の一部の地域での販売権も取得している。

アメリカでは過半数の州で医療大麻が合法となり、連邦法の改定も時間の問題だと言われている。医療用大麻を合法化したことにより医療大麻ビジネスが急成長し、税収が上がっている。その現象は「ゴールドラッシュ」になぞらえて、「グリーンラッシュ」とも呼ばれている。

先日来日した南米ウルグアイのムヒカ元大統領は、大麻を全面合法化した。ＥＵ各国やカナダやオーストラリアや南米の他の国々も、次々と変革を起こしている。

中国も医療研究が盛んである。漢方で大麻は上品《じょうほん》という最高ランクの薬草として昔から位置づけられており、北京大学では大麻の研究が続けられていると聞く。実際に、それらの研究成果をもとに、中国は大麻関係の国際特許の半分以上を取得している。もちろんそれらのパテントは、日本の特許庁にも登録されている。

大麻を巡る国際情勢は大きく変わっているのである。

国は、厚生労働省は、なぜ頑なに大麻の医療利用を否定するのだろうか。臨床研究も行わず、海外の研究成果を正当に評価することもせずに、一方的に禁止しているようにしか見えない。なにか、既得権益を確保することに終始しているように見えるのは考え過ぎだろうか。

いずれにしても、日本の大麻取締法、とりわけ、医療利用を禁じている第４条は、欠陥のある法律であることは明らかである。

今、病気で苦しんでいる人がいる。痛みで眠れない夜を過ごしている人がいる。死の淵を見つめて絶望している人がいる。てんかんのひどいけいれんと闘っている子供たちがいる。

せめて、彼らのために、選択肢のひとつとして大麻の医療利用をさせてくれないだろうか。科学的な根拠が薄弱な欠陥法を再検討し、人道的見地から、速やかに大麻の医療利用を合法化すべきではないのか。

「大麻を使用しなくても、今使用されている薬品で１００％間に合っていると厚生労働省は言っているが、意味が全くわからない。実際にがんの患者さんはかなり苦しんでいる。だから厚労省がそういうことを言うこと自体が非人道的なわけです」

福田医師は裁判官の問いかけにこう答えた。

日本政府は速やかに大麻の医療利用を認めるべきである

医療大麻の問題については、法律があるから使用してはいけないという理論は通用しない。今既に多くの国で医療用の大麻が使用され始めている。先進国Ｇ８の中で、何も認めず、何の検証も行っていないのは日本だけである。

２０２０年には東京でオリンピック、パラリンピックが開催される。パラリンピックでは、大麻成分のカンナビノイドの使用ルールも決められていて、多くのアスリートが医療用として使用している。彼らは、痛みをこらえながら練習し、命がけで試合に臨んでいるのである。

ベルギーの車いす陸上選手マリーカ・ヴェルヴートは、ロンドンオリンピックが終了した後に安楽死を希望していると述べた。彼らの超人的なパフォーマンスの裏には、常に苦痛が存在している。

日本政府は、そして東京都は、彼らに対する処置をどうするのだろう。

医療大麻の問題は、倫理的な問題でも社会的な問題でもない。まさに命の問題なのである。

日本政府は速やかに大麻の医療利用を認めるべきである。政治的な理由で、多くの患者を苦しませて死なせることは国家的な殺人である。そして、政府や厚生労働省の情報を一方的に垂れ流すマスコミや、それを鵜呑みにして大麻の恐ろしさや違反者への誹謗中傷をする一般の人々も同罪だと言わざるを得ない。

誤った法律は改めればいいのである。そのためには、偏見を捨てて、今の医療大麻の現状を検証し、一刻も早く臨床研究を開始すべきである。

そして、人道的な見地から、大麻の医療利用を望んでいる患者さんたちが安心して使える環境を提供すべきである。

人は必ず死ぬ。耐えられない痛みを伴い、もだえ苦しんで死んでいく。その時に、痛みを和らげ、大切なひと達に見守られながら、幸せな臨終を迎えたいと誰もが思っている筈だ。そのために、医療大麻は大変有効な医薬品なのである。

医療大麻の合法化は他人事ではない。私たち全員の問題としてとらえるべきなのである。

がん治療の選択肢を増やそう！
「医療大麻を考える会」に寄せられた患者さんの声

大麻取締法第４条を撤廃し、患者さんたちが大麻による治療を受けることができるよう法律を変えなければなりません。法律を改正するには、国民の声、特に当事者である患者さんたちの声が重要です。その声が社会を動かし、法律の改正につながっていきます。

「医療大麻を考える会」に寄せられた多くの患者さんの「生の声」を紹介します。

NPO法人 医療大麻を考える会 Japan Medical Marijuana Association

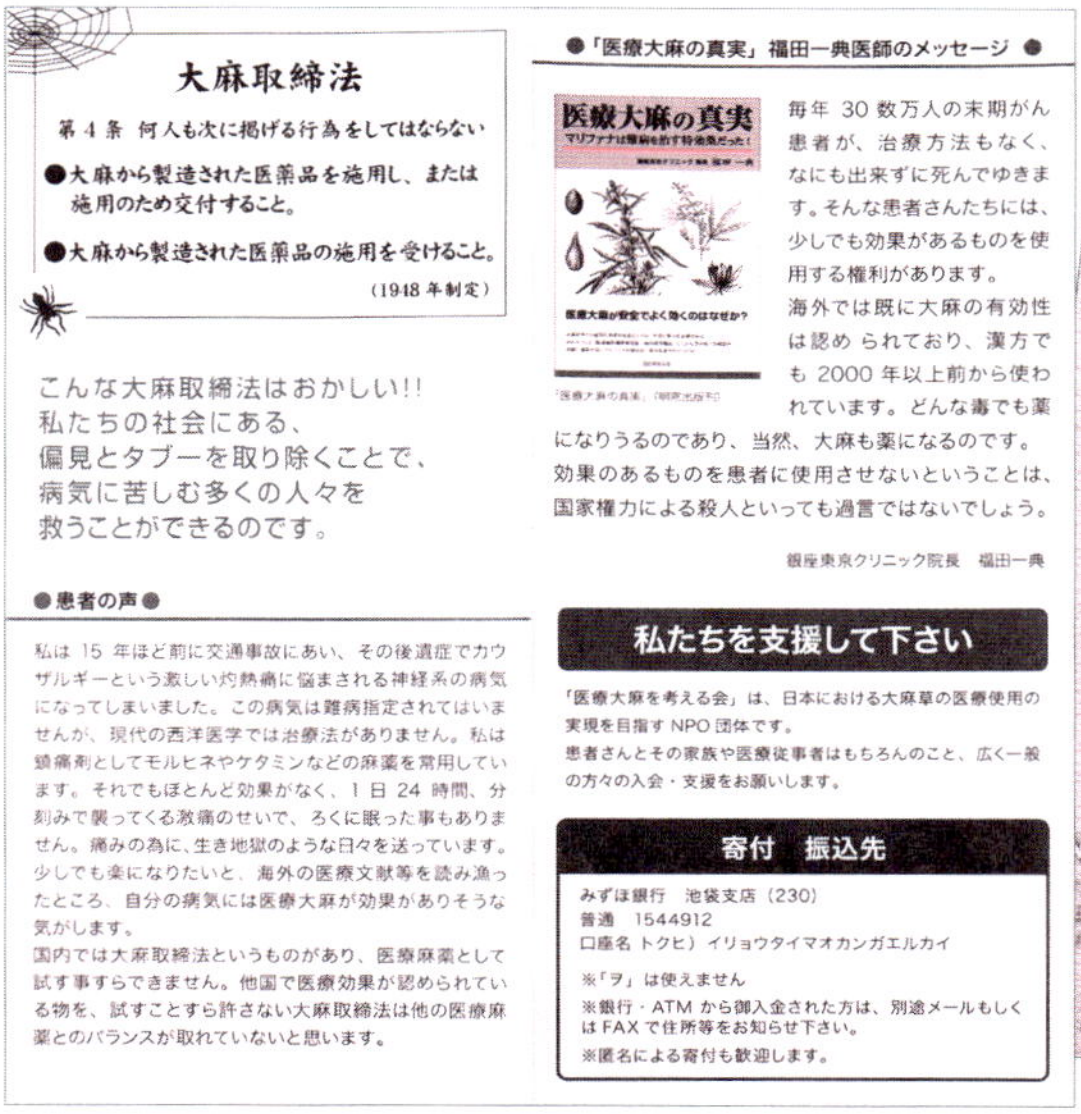
大麻取締法
第４条 何人も次に掲げる行為をしてはならない
●大麻から製造された医薬品を施用し、または施用のため交付すること。
●大麻から製造された医薬品の施用を受けること。
（1948年制定）

こんな大麻取締法はおかしい!!
私たちの社会にある、
偏見とタブーを取り除くことで、
病気に苦しむ多くの人々を
救うことができるのです。

●患者の声●
私は15年ほど前に交通事故にあい、その後遺症でカウザルギーという激しい灼熱痛に悩まされる神経系の病気になってしまいました。この病気は難病指定されてはいませんが、現代の西洋医学では治療法がありません。私は鎮痛剤としてモルヒネやケタミンなどの麻薬を常用しています。それでもほとんど効果がなく、１日24時間、分刻みで襲ってくる激痛のせいで、ろくに眠った事もありません。痛みの為に、生き地獄のような日々を送っています。少しでも楽になりたいと、海外の医療文献等を読み漁ったところ、自分の病気には医療大麻が効果がありそうな気がします。

国内では大麻取締法というものがあり、医療麻薬として試す事すらできません。他国で医療効果が認められている物を、試すことすら許さない大麻取締法は他の医療麻薬とのバランスが取れていないと思います。

●「医療大麻の真実」福田一典医師のメッセージ●
医療大麻の真実
マリファナは難病を治す特効薬だった！

医療大麻が安全でよく効くのはなぜか？

毎年30数万人の末期がん患者が、治療方法もなく、なにも出来ずに死んでゆきます。そんな患者さんたちには、少しでも効果があるものを使用する権利があります。

海外では既に大麻の有効性は認められており、漢方でも2000年以上前から使われています。どんな毒でも薬になりうるのであり、当然、大麻も薬になるのです。

効果のあるものを患者に使用させないということは、国家権力による殺人といっても過言ではないでしょう。

銀座東京クリニック院長 福田一典

私たちを支援して下さい
「医療大麻を考える会」は、日本における大麻草の医療使用の実現を目指すNPO団体です。
患者さんとその家族や医療従事者はもちろんのこと、広く一般の方々の入会・支援をお願いします。

寄付 振込先
みずほ銀行 池袋支店（230）
普通 1544912
口座名 トクヒ）イリョウタイマオカンガエルカイ
※「ヲ」は使えません
※銀行・ATMから御入金された方は、別途メールもしくはFAXで住所等をお知らせ下さい。
※匿名による寄付も歓迎します。

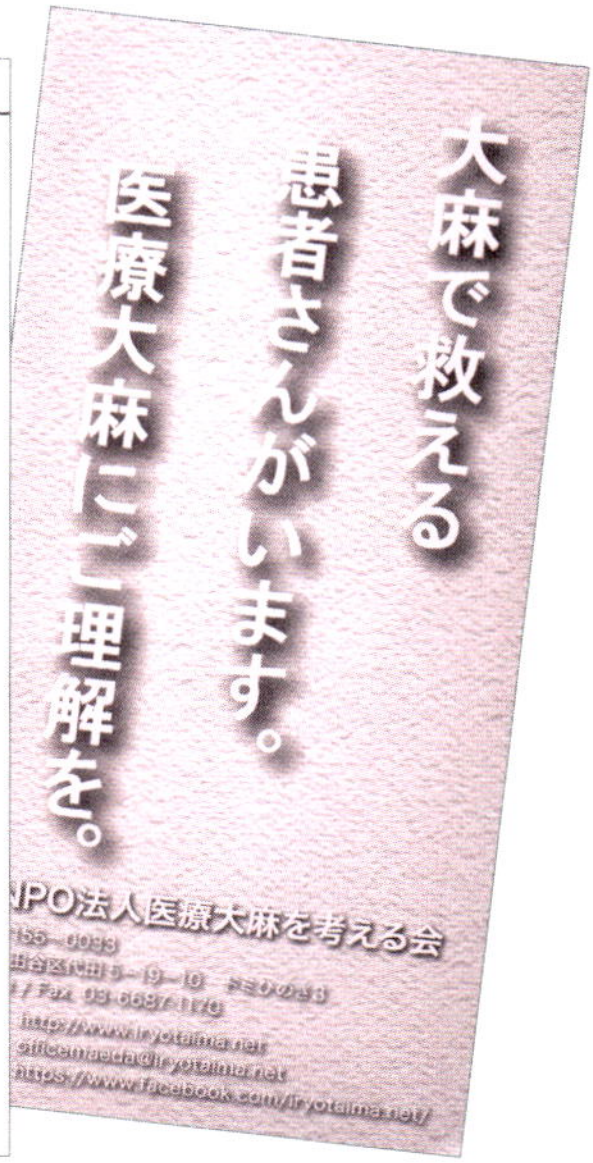

「医療大麻を考える会」は、日本における大麻草の医療使用の実現を目指すNPO団体です。1999年に発足以来、難病で苦しむ患者さんたちを中心に活動してきました。私たちは、多くの難病を抱える皆さんに寄り添いながら、大麻の医療利用が一日も早く合法化されるべく、法改正を目指して活動を続けています。http://iryotaima.net

Voice 01

【病名】下部胆管がん　術後リンパ節再発

差出人・患者さん本人

治療方法を探しているうちにホームページにたどり着きました。2015年の夏、結婚式直前でがん宣告を受けました。私たちは結婚式を中止し、手術を受けました。術後、再発予防のための抗がん剤治療を受けながら、私たちは完治を信じて式を挙げる準備を始めました。そして16年の秋、式の一週間前に再発しました。抗がん剤は効きませんでした。式は無事に挙げることができました。これから効果があるかどうかわからないですが、違う薬の投与が始まります。医療大麻は、私たちの希望のひとつです。これから始まる抗がん剤が私に効果があるのか？　効いたとしても、いつまで？　効かなくなったらその後は？　今のところ、私に効果あると認められる抗がん剤は、もう、ないそうです。私も、妻も、両親も、友人も、私の人生を諦めてはいません。できうる限りのことはしたいと思っており、医療用大麻も知識としてはありましたが、その実行は私たちにはハードルが高いものでした。皆様の活動によって、私たちのようなものにも治療が現実的に可能となるよう、応援しております。

Voice 02

【病名】胃がん・ステージ3b（スキルス所見あり）

差出人・患者さん本人

先日、胃がんの手術を行い、病理診断の結果、胃がんのステージ3b（スキルス性病変も存在）という最終診断がありました。再発率は極めて高く、80％〜85％が2年以内に腹膜播種（末期）として再発しているようです。現在は、退院し、術後再発防止として抗がん剤治療（SOX）を実施しています。今、体が比較的に自由に動く間で、終末をどのように過ごせばよいのか、痛みを緩和、がんに効果があるかもしれないという方法をさがしていて、医療大麻へたどり着きました。まだ、再発していないので、気が早いと思われるかもしれません。ただ、再発した後にいろいろと調べたりしても行動が追い付かなくなると危惧しています。

私が知りたいこととして、「日本に一番近いグアムで医療大麻の処方・使用する方法の詳細手順や、必要に応じて、治療のためにある程度の期間、滞在する方法」「グアムが難しいのであれば、合法化されている、アメリカの別の州での詳細手順」が知りたいです。

Voice 03 【病名】脳腫瘍

差出人・患者さん本人

私の脳腫瘍は、現存する場所が悪く過去4度の手術を試みましたが、摘出できない状態にあります。過去、2回の抗がん剤治療も全く効果どころか逆効果で腫瘍が大きくなる始末です。腫瘍が大きくなりますと私の場合、てんかんも患っていますので、てんかんの痙攣発作が多発してしまい、頻繁に救急車のお世話になってしまいますので、何とかこの腫瘍を医療大麻で終治させたい思いで一杯です。闘病して最早、今年で16年目になりますので、肉体的にも精神的にも限界です。現状としまして主治医からは、これ以上の手術はできないと言われていますので、病院の現代医療では治療法がない状態です。拠って、現在は食事療法や断食療法・抗がん漢方などの自然療法に頼っています。しかし、これらの治療法は即効性に欠けていまして、現状は、悪性脳腫瘍の進行が強く、左の手足の神経が圧迫され、左手の麻痺と歩行困難に襲われ、仕事どころか私生活も通常に送ることができない状態にあります。そんな時に運良く医療大麻では、てんかんにも脳腫瘍にも効果があると友人から聞きまして、1秒でも早くこの日本という国で、この治療が受けられる日を夢見ています。拠って私のような患者にとりましては、貴殿の日々の尽力と御活躍は、命の源になります。ご苦労様です。そして、ありがとうございます。人間の強い想念は必ず現実になると云いますよね。私も微力ながら、これからも貴殿の御活躍を支えられるように命あることに感謝してがんばって生きます。

Voice 04

【病名】過敏性腸症候群（病歴3年）、慢性胃炎（病歴30年）、前立腺肥大症（病歴4年）、肋間神経痛（病歴4年）、社会不安障害（病歴40年）

差出人・患者さん本人

私は社会不安障害を患って40年になりますが、胃が弱いために安定剤や睡眠薬を服用しても吐いてしまいます。そのため薬を服用しないで、森田療法などの薬に頼らない治療を40年続けて来ました。ですが、やはりそれだけでは心もとなく、不安はぬぐいきれません。そんな折、医療大麻の存在を知り、不安な気持ちをぬぐうのには大麻が最も良いということを知りました。私のように安定剤も睡眠薬も飲めない者にとって医療大麻は最善策に違いありません。不安障害のほかにも過敏性腸症候群、慢性胃炎、前立腺肥大症、肋間神経痛なども全てストレスが原因と医師から聞かされました。これらのストレスを緩和するにも医療大麻はうってつけであると確信しています。私以外の病気に苦しむ患者さんのためにも、一日も早い医療大麻解禁を心より願っております。

Voice 05 【病名】多発性硬化症

差出人・患者さん本人

発病して2年が過ぎました。今でも右手に残り、ここ最近では左半身のしびれが増えました。本日は首が痛くて何もする気になれません。大麻は友人から難病に良いと聞いています。しかし現状の日本ではそれを使える手立てがない事に苛立ちを覚えます。日本の医療は製薬会社との癒着が大きく、大麻がいろいろな病気に効果があるということが解っていても国の認可がおりない状態です。私同様にいろいろな病気で苦しんでいる人がいる現状を少しでも変えたいと登録いたします。

Voice 06 【病名】がん

差出人・患者さん本人

私は数年前にがんになりました。幸いにも抗がん剤が非常に効きやすいものということで化学療法を受け、現在は経過観察で過ごせています。しかし、化学療法では髪の毛が全て抜け落ち、食欲もほとんど無くなり、非常に辛いものでした。その際に治療法について多少なりとも調べていくと、海外ではがんになった際に大麻を使って治療することや、映画のワンシーンでがん患者がリラクゼーション目的で吸引したりすることを知りました。そこで私は退院後、日本では違法のため使用しませんが、海外旅行でリラクゼーション目的で大麻を試してみました。実際に使用してみて非常にリラックスした穏やかで気持ちの良い体験を経て、全ての面が良いというわけではありませんが、正直なぜ大麻を使用すると日本では懲役刑になるのか理解できませんでした。実際にこの吸引が作用したのかはわかりませんが、私はその後の経過観察を問題なく2年近く過ごせています。リラクゼーション目的で解禁しなくとも、医療面で効果が期待できるのであれば研究開発が進むべきだし、効果が認められているのであれば、使用できないのは人権侵害にあたるのではないかと考えています。

Voice 07 【病名】下咽頭がん　ステージ3（退院後1年2か月）

差出人・患者さん本人

放射線治療の後遺症で苦しんでいます。

医療用大麻を、知れば、知るほど、なぜ、厚労省は認可をしないのか。しない理由も曖昧。日本以外の先進国では、数十年分のデーターがあるでしょう、今この瞬間にも、苦しみながら亡くなっている人がいるのですよ。20年も前にWHOから大麻の有効性についての情報があったにもかかわらず何もしなかった。アスベストの時に、似ていますね、散々被害者を出しておいて、裁判で負けたら、申し訳ありません、賠償金を支払います。それ、国民の血税ですよ、あなた方の、飲む水も、食べるご飯も国民の血税ですよ、自分達のしがらみではなく、国民の命を守る仕事をしてください。

Voice 08

【病名】膀胱がん

差出人・匿名希望

私の主人は2012年の秋に膀胱がんを発症し、治療しましたが、2014年に再発して再治療と大変な思いをしております。膀胱内には、治療してもまだがん細胞は少し残っております。主人はアメリカ人です。アメリカにいる友人が前立腺がん、骨転移で治療の余地無しといわれたのに、漢方薬とアメリカでは合法化されているカナビスオイルを使い数値がみるみるうちに正常になったそうです。右肩下がりの数値のグラフも送ってきました。痛みに苦しんでいる主人にも何とか医療大麻を使えないかと、調べていたら、こちらのNPOのウェブサイトにたどり着きました。現在、某病院の漢方薬治療の先生、H先生の処方で漢方は服用しながら、様子を見ております。その先生に医療大麻の事を聞いたら、ぜんぜんでした。有名病院の先生でもこんなに無知なのか……とがっかりしました。どうか、日本も医療先進国というのなら、ぜひ視野に入れてほしい治療方法だと思います。講演会などあればぜひ参加したく思います。このNPO活動の発展をお祈りし、期待しております！

Voice 09

【病名】肝臓がんステージ4

差出人・患者さん本人

私、現在肝臓がんステージ4であり抗がん剤治療も限界に達し、分子標的薬の治療を行っておりますが、うてる手が無くなってきているのが現状です。可能性があることにはチャレンジしていきたいです。

Voice 10
【病名】特発性両大腿骨頭壊死症（難病指定、身体障害者手帳保持）

差出人・患者さん本人

1日も早い完全解禁を心から待っています。冬場は冷えて、痛みがひどい時があるので、医療大麻があると大変楽になります。調べによると、私の住んでいる地域では律令時代から大麻が租庸調の一部として献上されていました。

Voice 11
【病名】カウザルギー（生き地獄のような日々。交通事故の後遺症）

差出人・患者さん本人

私は15年ほど前に交通事故にあい、その後遺症で、カウザルギーという激しい灼熱痛に悩まされる神経系の病気になってしまいました。この病気は難病指定されてはいませんが、現代の西洋医学では治療法がありません。私は鎮痛剤としてモルヒネやケタミンなどの麻薬を常用しています。それでもほとんど効果がなく、1日24時間、分刻みで襲ってくる激痛のせいで、ろくに眠ったこともありません。痛みのために、生き地獄のような日々を送っています。少しでも楽になりたいと、海外の医療文献を読み漁ったところ、自分の病気には医療大麻が効果がありそうな気がします。国内では大麻取締法があり、医療麻薬として試すことすらできません。他国で医療効果が認められているものを、試すことすら許さない大麻取締法は他の医療麻薬とのバランスが取れていません。何故なのでしょう。できれば渡米して大麻を試してみたいと思いますが、日本には麻薬特例法があり、このような目的で渡米することが許されるのか私には気になるところです。

Voice 12

【病名】原発性硬化症

差出人・匿名希望

僕の母親で年齢もうすぐ70歳。多発性硬化症（合併症として後縦靭帯骨化症と診断され手術を受ける）の親戚みたいな原発性硬化症で、様々な文献（例：レスターグリンスプーン著『マリファナ』など）から多発性硬化症の患者の症状が緩和もしくは改善されたとの記述を読み、同様の効果を期待してます。日本の医療がさじを投げていて、ホスピス扱いでゆっくり死ねと言わんばかりなので、死ぬなら効果のあるというものを使ってから死なせたい。患者の体験談をみて薬害が少なく、副作用もほとんどない上に効果が期待できるものは大麻しかないと思う。母親の病気ついて父親に相談して海外に渡航して実際に体験しようと考えている。日本の医療大麻禁止は時代遅れの愚かな考え方だと思う。

ほかにも以下の病気で苦しむ患者会員の方が、医療大麻の合法化を待ち望んでいます。

急性前骨髄性白血病、肋間神経痛、末端神経症、てんかん、緑内障、気管支炎喘息、中枢機能障害性疼痛、クローン病、関節リウマチ、双極性障害、糖尿病、不眠症、線維筋痛症、ベーチェット病、シェーグレン症候群、拒食症、ストレス精神障害、重症筋無力症、扁平上皮がん、アトピー性皮膚炎、筋萎縮側索硬化症、慢性片頭痛、腎不全、神経性過敏大腸炎、特発性両大腿骨頭壊死症、高血圧症、反射性交感神経性ジストロフィー、脳脊髄液減少症、突発水頭症、膠原病、全身性エリテマトーデス、頚椎ヘルニア、子宮内膜症、慢性疼痛、下肢深部静脈血栓症、PTSD、脊椎圧迫骨折、全身性強皮症、原発性胆汁性肝硬変、上室性頻拍発作、退形成性星細胞腫、ジストニア（ピアニストクランプ）、神経障害性疼痛、生理痛、帯状疱疹、椎間板ヘルニア、慢性胃炎、前立腺肥大症、アルコール依存症、社会不安障害など。

おわりに

医療大麻合法化を訴えた小説が有害図書指定された件について

最後に少しだけ、僕の話をさせてもらってもいいだろうか。大麻や表現についての話だ。

具体的には、前作『ドラッグの品格』(ビジネス社刊)が、茨城県や京都府など複数の県で有害図書に指定され、販売を規制されていることについてだ。

『ドラッグの品格』は、覚せい剤、ヘロイン、ＬＳＤ、大麻の使用者４名の登場人物たちが自分たちの体験を語り合うことで、これらの物質の本当の姿を浮き彫りにしていくという小説だ。その裏付けは、すべて僕の実体験からきている。

それぞれのドラッグにはどのような効果があり、どれくらい危険で、それを極めるとどんな人生観を持つようになるのかを、できる限りリアルに表現した作品である。

この物語の最後には、主人公の覚せい剤患者が医療大麻の力をかりて薬物依存から立ち直ってゆく。ドラッグのことを知らない人たちにも理解できるように、わかりやすく執筆したつもりだ。

しかし出版して間もなく、この本の内容や装丁などに問題があるとして、京都府や茨城県、岡山県、宮城県など、複数の県が有害図書に指定し、販売と閲覧が規制された。その結果、県内の書店や図書館から、この本は姿を消した。そのことを僕も出版社も全く知らなかった。県からの事前の問合せもなかった。

いつ、だれが、どのような理由でこの本を有害だと決めたのか。僕は、そのことを知りたかった。そこで、唯一、規制したことを事後通知してきた茨城県に対して、正式な手続きを経て関係資料の開示を求めた。すると、1か月ほど経ってから、県から書類が届いた。

しかし僕は、その書類を見て、愕然とした。書類の多くの部分が、マジックでまっ黒に塗りつぶしてあるではないか。

それはまるで、福島原発事故の際に東京電力などが開示した書類のようだった。僕は、このようなことが個人にも簡単に起きるということに、強い恐怖を感じ、背筋が寒くなった。

茨城県では、有害図書指定をする委員会の参加者や内容については非公開と決められており、公開を求めたとしても、限られたもの以外は知ることができない。そのように県の条例で定められているということが、調べていくうちにわかってきた。

通常の方法では、これ以上の情報は得られない。そう判断した僕は、茨城県の処分を不服として、水戸地裁に提訴することを決めた。有害図書指定された本の著者自らが、行政を提訴することは、今まで一度も無かったという。初公判には複数の新聞社やマスコミが取材に訪れた。

この裁判で僕は、県の処分は表現の自由を侵害しており、明らかに憲法違反であると主張した。そして、当事者や県民の意見を聞かず、議事内容も公表しないで表現物を規制するという手続き自体も違憲であるため、直ちに規制を解除するよう、僕は裁判所に訴えたのである。そして改めて、裁判中に県の議事録を入手した。

入手した議事録は、発言者の名前だけは、相変わらず黒塗りのままだったが、議事の内容を読むことはできた。

会議では、あらかじめ決められたリストをもとに、数名の委員が有害か無害かを決めてゆく。茨城県が『ドラッグの品格』を有害図書にリストアップしたのは、京都府が既に規制しているからという理由からだったが、リストアップされた時点で、既に有害図書指定がほぼ決定しているような審議の流れだった。委員にも事前に本は送られているが、しっかり読んでいたかどうかも疑問だ。

数十冊あるリストの本について、それぞれ数分の議論が行われ結論を出すのだが、その議論内容は、はっきり言って浅く、時に的外れだと言わざるを得ない発言も多かった。

「根拠条例は示さないが、駄目なものは駄目だという強い姿勢であります」

という発言も見受けられ、結局、有害図書指定をすると決定した後に、その根拠となる条例をどれにするかということに審議が費やされるという本末転倒な審議進行であった。

目に付いた規制理由発言としては、「大麻を解禁しろというメッセージが明確であり、現行法と相いれないため、有害である」というものや、「オバマ大統領の大麻はタバコよりも害が少ないという発言もあり、子供たちがこの本を見たときに矛盾を感じるのが怖い。どのように説明したらいいのかわからない」という無責任極まりないものもあった。

大麻取締法は欠陥法であり、改正する必要があると主張をすることが、規制対象の理由になるということはどういうことなのか。それは、他の法律を批判することにたいしても、規制される可能性が十分にあるということである。

ましてや、その法律の欠陥や情報の誤りが海外で指摘されていることを子供に知られたら困るとか、そんな恐ろしいことを知らせたくないという行為は、大いに問題があると言わざるを得ない。

まさに、臭いものには蓋をしろという考え方である。

さらに驚くべきことに県側は、この規制は出版社と販売業者に対してのものであるから、著者自身の不利益にはあたらないと主張したのである。つまり、この件に関して僕は、一切無関係であり、訴える資格もないと主張したのである。

限られた数名の委員によって非公開で内容が吟味され、一方的に規制するという行為が

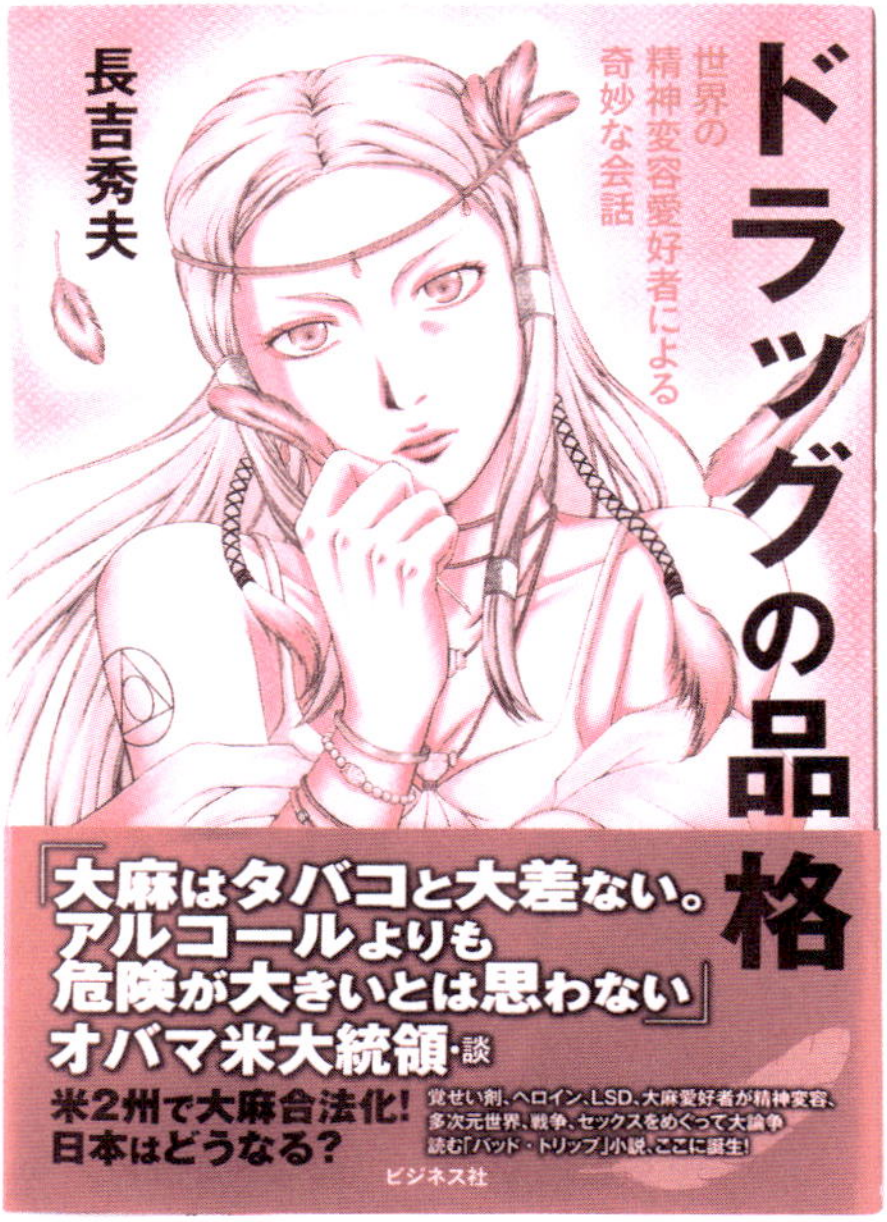

孕む問題は、既に僕個人のそれを越えて、社会問題であると僕は思う。

残念ながら、水戸地裁は県側の主張を全面的に支持し、僕は敗訴した。水戸地裁の判断にはたいへん失望したが、このまま終わらせるわけにはいかない。直ちに東京高裁に控訴し、２０１７年２月に再び審議が始まる。

僕はこの世の中に、本当のタブーなどないと思っている。

医療大麻やドラッグだけではなく、問題だと感じるすべてのことはタブーとして隠ぺいするのではなく、正確な情報をより多く開示し、検証し、ディスカッションすることで解決していくべきだ。それがより良い社会を作っていくのだと、僕は信じている。

その意味では本書は、医療大麻について真正面から取り組めたのではないかと思っている。

医療大麻について社会の意見が大きく揺れているこの時期に、出版を即決してくださった、キラジェンヌの保泉専務、親しみやすいデザインで包み込んでくれた久保さん、ありがとうございました。写真や資料を提供してくれた、三木直子さんと鈴木優甫さんにもお礼を言いたい。資料のほとんどは、「ＮＰＯ法人　医療大麻を考える会」と山本正光医療大麻裁判で使用した証拠を利用させていただきました。アドバイスをくれた先輩や仲間たちにも感謝しています。山本さん、やっと書き終わったよ。一日も早く、大麻の医療利用が合法化され、安心して使える日が来ますように。

最後まで読んで頂き、本当にありがとうございました。

出版プロデュース
企画構成・編集　野口英明

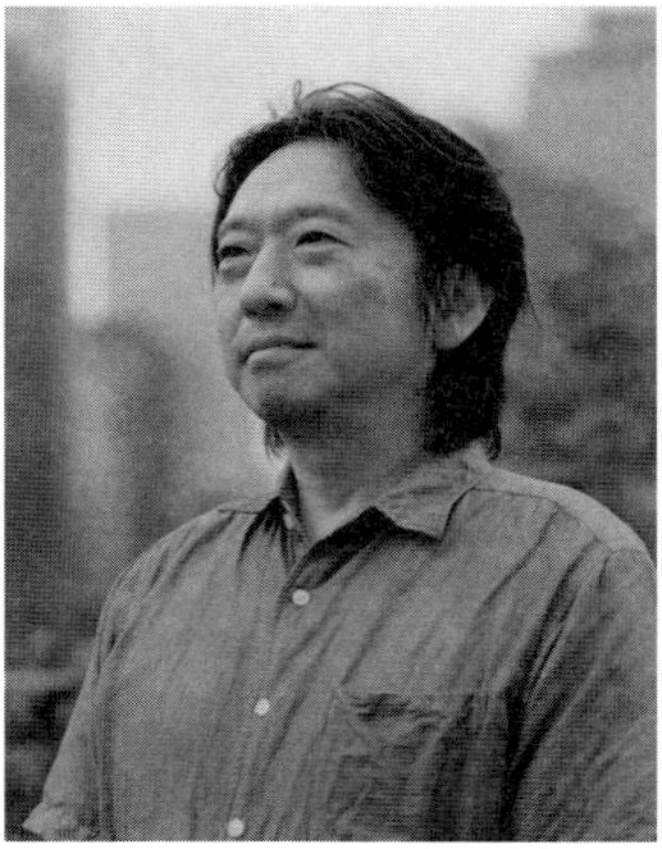

長吉秀夫

1961年、東京都生まれ。明治大学卒業。幼少より江戸葛西囃子を習得し、祭り文化への興味を深めていく。大学在学中より、舞台制作者として、内外の民俗音楽・舞踊やロックと出会い、全国津々浦々をツアーする日々が続く。その傍ら、ジャマイカやインド、ニューヨーク、ツバルなどを訪れながら、大麻やドラッグ、精神世界、ストリート・カルチャーなどを中心にした執筆を行い、現在に至る。主な著書に、『大麻入門』（幻冬舎新書）、『ドラッグの品格』（ビジネス社）などがある。

カバー写真　鈴木優甫
カバーデザイン／DTP　久保洋子
写真（P28、105、117）　宗野歩

がん治療の選択肢を増やそう！
医療大麻入門

発行日　2017年1月20日初版発行

監修　医療大麻を考える会
著者　長吉秀夫

発行者　吉良さおり
発行所　キラジェンヌ株式会社
〒151-0073 東京都渋谷区笹塚3-19-2 青田ビル2F
TEL：03-5371-0041 ／ FAX：03-5371-0051
印刷・製本　モリモト印刷株式会社

ISBN978-4-906913-59-6 C0047